SUSAN ROSS

DOULAS

TODA EMBARAZADA MERECE UNA *DOULA*

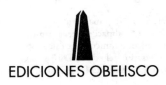

EDICIONES OBELISCO

Colección Salud y Vida Natural
DOULAS
Susan Ross

1.ª edición: mayo de 2013

Título original: DOULAS *Why Every Pregnant Woman Deserves One*

Traducción: *Moriah Ferrús*
Corrección: *M.ª Ángeles Olivera*
Diseño de cubierta: *Enrique Iborra*
Revisión técnica: *Dra. Anaheim Jordan Rubio*

© 2012, Sussan Ross
(Reservados todos los derechos)
Edición publicada por acuerdo con Rockpool Publishing, Australia.
© 2013, Ediciones Obelisco, S. L.
(Reservados los derechos para la presente edición)

Imágenes pp. 6, 23, 42, 47, 55, 58, 75, 82, 93, 97, 117, 124, 134, 139, 140, 142, 144, 149, 152, 156, 162, 172: Rebecca Fraser — New Beginnings Photography; pp 16, 70: Erika Elliott; pp 8, 29, 111: John Maverty; p. 137: Susan Ross

Edita: Ediciones Obelisco S. L.
Pere IV, 78 (Edif. Pedro IV) 3.ª planta 5.ª puerta
08005 Barcelona - España
Tel. 93 309 85 25 - Fax 93 309 85 23
E-mail: info@edicionesobelisco.com

Paracas, 59 C1275AFA Buenos Aires - Argentina
Tel. (541-14) 305 06 33 - Fax: (541-14) 304 78 20

ISBN: 978-84-9777-952-4
Depósito Legal: B- 9.972-2013

Printed in Spain

Impreso en España en los talleres gráficos de Romanyà/Valls S. A.
Verdaguer, 1 - 08786 Capellades (Barcelona)

DEDICATORIA

Me gustaría dedicar este libro a mis dos hijos, Lachlan y Angus. Como madre, el embarazo, el parto y el nacimiento fueron experiencias muy gratificantes. Sin olvidarme de mi precioso nieto Blake.

Doy gracias, asimismo, a toda la comunidad de *doulas*; su profesión conlleva un gran compromiso y ayuda a las mujeres. Lo que una *doula* ofrece a nivel espiritual, emocional y físico es un acto de tal dedicación que sería difícil valorar todo su trabajo con dinero. De hecho, muchas mujeres sienten un gran vínculo hacia su *doula* debido a la buena energía que desprende su relación.

Finalmente, este libro también está dedicado a todas aquellas mujeres embarazadas que inicien su lectura, puesto que os merecéis la mejor confianza y el mejor cuidado de una *doula*; aquí se encuentra vuestro primer paso para aseguraros un buen embarazo y parto.

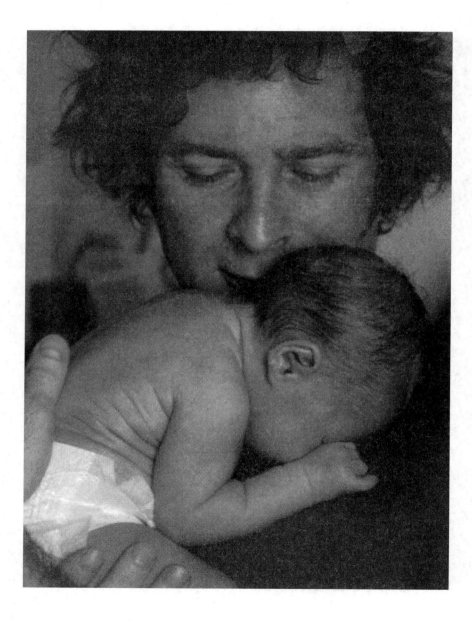

Agradecimientos

Me gustaría dar las gracias a todos los colaboradores de este libro, cuyas ideas, historias, fotografías y ayuda aprecio de todo corazón. Agradezco a Rebecca Fraser, de New Beginnings Photography, su sensible arte fotográfico y también su trabajo como *doula*; a Erika Elliott le doy las gracias por sus preciosas fotos y su práctica *doula*, lo mismo que a todas las parejas que dejaron compartir sus fotografías en este libro. Estoy segura de que inspirarán a todos sus lectores.

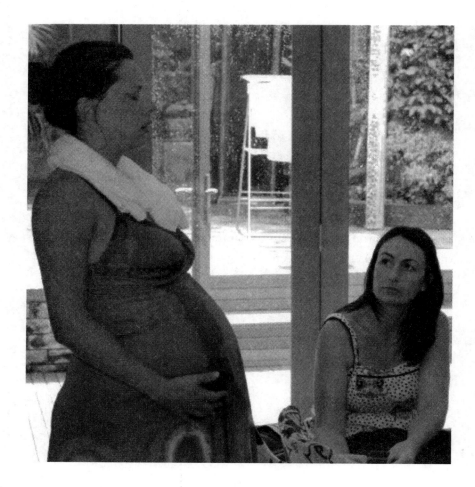

INTRODUCCIÓN

Toda embarazada merece una *doula*

Imagínate dar a luz exactamente de la manera que desees, lenta y tranquilamente en una habitación con luz tenue, con un control absoluto de tu trabajo de parto y con el parto propiamente dicho, sintiéndote a salvo y bien acompañada, sin interrupciones; de esta manera puedes hacer y ser lo que necesitas, para asegurarte de que tu bebé vendrá a este mundo de manera tranquila a través del canal de parto. Ofrecerás a tu bebé una maravillosa manera de empezar la vida.

Si queremos crear un mundo sin violencia, tenemos que empezar por cómo nos comunicamos con nuestros bebés en el útero, cómo damos a luz y cómo tratamos a los otros desde el principio de la vida, porque justo en este momento se graban nuestros patrones más profundos de comportamiento, ya que en este instante surge el miedo y el odio, o el amor y la verdad.

La Organización Mundial de la Salud (OMS) afirma que en un parto normal debe existir una razón válida para interferir en el proceso natural.

El nacimiento es tanto un milagro como una experiencia compartida por cada uno de nosotros. Es nuestra puerta de salida hacia la familia humana y forma nuestras primeras impresiones sobre el hecho de estar aquí. El embarazo y el parto pueden ser un desafío físico, pero, ¿cuáles son las posibles implicaciones psicológicas para la madre y el bebé?

La psicología perinatal consiste en el estudio del impacto psicológico que tiene la experiencia del embarazo y del parto, desde la concepción y la gestación, hasta el nacimiento y la vinculación afectiva, tanto para el bebé como para la madre. El psiquiatra Thomas Verny afirma que la personalidad de un niño se modela durante los nueve meses que permanece en el útero, probablemente más que en cualquier otro momento de su vida.

La comunicación prenatal y el establecimiento de lazos emocionales deben empezar desde la misma concepción. Entre sus numerosas publicaciones, incluido su libro *The Secret Life of the Unborn Child* (1981), el doctor Verny proporciona una extraordinaria visión del mundo del nonato:

El vientre es el primer mundo del bebé. A las dieciséis semanas el feto evita la luz. A las veinte semanas existe una respuesta a los patrones del habla. A las veinticinco semanas, el bebé puede dar pataditas con el pie siguiendo el ritmo de la música. A los seis meses, el bebé puede entender los cambios sutiles de las emociones de su madre.

La pareja embarazada debe saber que hablar, cantar, jugar y comunicarse con el feto durante el embarazo no sólo es normal, sino que también es muy importante para su desarrollo.

The Secret Life of the Unborn Child presenta, por primera vez, los resultados de dos décadas de meticulosa investigación internacional en los primeros estadios de la vida. La evidencia del doctor Verny de que existe vida inteligente en el vientre materno es abrumadora. Este conocimiento proporciona a los padres y las madres una oportunidad para conocer y ayudar a su bebé. Ahora ellos pueden contribuir activamente, tanto antes como durante el parto, a proporcionar a su hijo la alegría y la seguridad que necesita durante el resto de su vida.

La idea de que los niños están conscientes, que aprenden en el útero y que codifican estas informaciones está, no obstante, lejos de la corriente predominante. Muchos investigadores de psicología, psiquiatría y medicina ignoran prácticamente la posibilidad de que ciertas experiencias prenatales y perinatales puedan contribuir a problemas posteriores de salud mental.

Algunos gobiernos occidentales, como los de Estados Unidos y Australia, están experimentando una crisis en sus sistemas sanitarios, que, según parece, puede empeorar, dando lugar a grandes exigencias en sus presupuestos sanitarios. Por tanto, aquellos a cargo de la salud necesitan tomarse un tiempo y analizar las implicaciones de cómo se gestionan los nacimientos. El nacimiento no es un acto médico, sino que se trata de un acontecimiento normal. Hasta que este mensaje sea debidamente entendido y la medicalización del parto no se acabe, el público continuará pidiendo más y más estos servicios. Se convertirá en un círculo vicioso. El presupuesto de salud se reducirá si asumimos el nacimiento de manera correcta y facilitamos una buena educación y una ayuda adecuada a las mujeres embarazadas, que son seguramente las personas más importantes de la comunidad.

Las actitudes deben cambiar. Las mujeres cada vez tienen más miedo al parto. No podemos darnos el lujo de esperar otra generación para que aquellas mujeres que están asumiendo el parto de una manera positiva puedan transmitir estas bellas historias a sus hijos e hijas. Los medios de comunicación necesitan desesperadamente ser educados y empezar a centrarse en las historias positivas de nacimientos, para promover los beneficios de salud para la madre, el bebé y la comunidad, en lugar de centrarse en el miedo que invade cada historia que se cuenta sobre el nacimiento. A las mujeres, desde diferentes fuentes, se les induce miedo al parto, algo que puede dificultar que se convenzan de lo contrario.

Hace poco conocí a una pareja que estaba embarazada de aproximadamente 16 semanas de su primer hijo. Anna y Rick estaban muy emocionados de estar esperando un bebé y, al mismo tiempo, estaban muy asustados. Los dos eran inteligentes y se cuestionaban las cosas. Los dos se habían educado en familias cariñosas, pero tenían miedo al parto. Anna había escuchado cómo otras mujeres de su extensa familia describían el horror del dolor y el sufrimiento durante el parto. Anna y Rick acudían al mayor hospital público de Sídney, ya que creían que era el mejor lugar al que se podían dirigir, puesto que disponía de quirófanos, anestesiólogos y un gran número de médicos que podrían ayudarlos si algo fuera mal. Ellos vivían a cinco minutos de un buen hospital local pero creían que no era seguro acudir allí en caso de emergencia.

Sin lugar a dudas, estaban convencidos de que el parto era un acontecimiento médico. Anna encontró una página web en la que se afirmaba cuán positivo podía ser un parto si se dispone de ayuda y se está bien informado. Entonces quiso tener un parto natural. Entendió que casi con seguridad era lo mejor para el bebé, pero no consideraba que fuera posible. Les aseguré que el parto era un proceso simple y que era muy importante el modo en que nacían nuestros hijos. Cuando preguntaron por el papel de la *doula*, les expliqué que les acompañaría emocionalmente durante el embarazo, respondiendo a todas sus preguntas y dudas, y guiándolos para que pudieran tomar las mejores decisiones tanto para ellos como para el bebé. Les dije que acompañaría especialmente a Rick, para que Anna pudiera relajarse y disfrutar del embarazo, del trabajo de parto y del alumbramiento, sin tener que asumir la responsabilidad de tomar decisiones ellos solos y así poder disfrutar del hecho de ser padres. Les expliqué que les proporcionaría una información adecuada para que pudieran entender el proceso y cuán simple es dar a luz. Después de unas dos horas se fueron con una gran sonrisa en el rostro. El comentario de Anna fue: «De hecho, me siento optimista y estoy deseando tener esta experiencia. Ni siquiera pensé que fuera posible». Rick estaba de acuerdo.

Estuvimos en contacto a través del teléfono y del correo electrónico, y nos vimos en algunas ocasiones durante el embarazo. Nos pudimos conocer bastante bien. También asistieron a las clases de HypnoBirthing (se hablará de ello con mayor detalle en el capítulo 2), que los dos acogieron con gran entusiasmo, ya que llegaron a entender la simplicidad de nacer. Los dos comentaron que se sentían muy involucrados.

Vi con gran alegría su completo cambio desde el primer encuentro hasta el momento en que nació su hija.

Anna: Sin una *doula* hubiera sido imposible gozar de la seguridad necesaria para tener a mi hija de la manera que quería. Ella fue mi roca, mi tabla de salvación; fue mi abogada y, sobre todo, fue mi cuidadora. Tuve muchísimo apoyo.

Rick: «Al principio no estaba seguro; me llevó bastante tiempo convencerme de la necesidad de disponer de una *doula*, pero ahora no me puedo imaginar tener que enfrentarnos a la situación nosotros solos. El apoyo, la comprensión y la relación con el personal fueron estupendos. Si no hubiéramos contado con una *doula*, la experiencia hubiera sido completamente diferente, mucho más medicalizada. No entiendo cómo la gente puede dar a luz sin una *doula*.

Esta pareja conectó con su bebé en el útero y lo incluyó en todas sus conversaciones y sus decisiones. Durante el parto, Anna trabajó conjuntamente con su bebé, y, juntas, dieron muy bien a luz. ¡Qué hermosa manera de empezar la vida le ha regalado a su hija! Esta niña crecerá como una persona feliz, sana y positiva.

Existen sorprendentes pruebas científicas que respaldan los vínculos que existen entre la biología y la psicología. Según el doctor Bruce Lipton, un biólogo celular de Stamford, los padres seleccionan para sus hijos una serie programas genéticos basados en sus creencias percibidas sobre su entorno, y es justamente éste, y no los genes, el que controla las células del bebé que se está desarrollando, un descubrimiento que tiene el potencial de reescribir por completo la historia de la vida. Su estudio también muestra que es el entorno el que activa y desactiva los genes, ya que estos últimos no son capaces de activarse y desactivarse por sí mismos.

Y, lo que es más, la sangre de la placenta contiene mucho más que sólo nutrientes: contiene muchísimos productos químicos que organizan la estructura del cuerpo y su función, por ejemplo, las hormonas. Las moléculas informadoras en la sangre de la madre también acceden al feto que está desarrollándose. Las antiguas creencias de que el niño se desarrolla según un código genético preestablecido son falsas. El niño se adapta dinámicamente al entorno percibido por su madre.

La experiencia del bebé durante su vida en el útero y durante el nacimiento queda codificada en la memoria para después ser expresada, como adulto, a nivel intelectual y emocional en las percepciones, las actitudes, los comportamientos y la propia identidad.

Las investigaciones muestran al bebé en desarrollo antes, durante y después del parto como un ser consciente, extremadamente sensible y dispuesto a aprender, involucrado en un intercambio dinámico con su entorno. Esto crea de por vida una serie de patrones de optimismo y confianza, o bien de miedo y recelo.

Tal y como el doctor Thomas Verny argumenta en el DVD *Psychology of Birth*, durante bastante tiempo hemos observado cómo actúa la gente y después extrae ciertas conclusiones basadas en estos comportamientos. Pero no hemos entendido lo que ocurre a nivel biológico. Uno de los mayores principios de la psicología prenatal y perinatal es que no existe una separación entre la mente y el cuerpo, y, por tanto, a nivel psicológico, lo que pase entre dos personas que están conversando se traduce de inmediato en cambios biológicos.

La crianza prenatal, por tanto, es de suma importancia para la madre, el padre y el hijo, al mismo tiempo que hace aceptar con más facilidad la responsabilidad de la crianza una vez el bebé ha nacido, y es divertido conocer al pequeño desde dentro. También creo que contribuye en gran medida a tener una experiencia agradable durante el parto. Las mujeres que establecieron unas buenas conexiones cuando sus bebés estaban en su útero pueden utilizar esta relación para trabajar con él durante el trabajo de parto y el nacimiento, hablando con él, animándolo a que descienda por el canal vaginal y diciéndole cuántas ganas tienen de poder por fin conocerle.

Los hallazgos de autores como los doctores Thomas Verny (1981) y Michael Lazarev (1991) indican que los bebés en el útero reaccionan a las vibraciones, los golpes, los toques, los apretones, las conversaciones, las voces, los sonidos altos, la televisión, los teléfonos móviles y la música. Los bebés que escucharon música suave y canciones mientras permanecieron en el útero son más calmados, están más felices y se adaptan mejor a la vida exterior. Los bebés adoran sobre todo la voz de sus padres. A las 34 semanas, Linda asistió a un ruidoso concierto de rock, y tuvo que irse cuando su bebé empezó a darle fuertes patadas en el abdomen. El bebé también reacciona si sus padres discuten, mostrándoles que no le gusta el sonido de sus voces. Tu bebé es ya parte de tu familia y responde mejor ante un medio alegre.

Habla a tu bebé. Explícale lo que estás haciendo y hacia dónde te diriges.

Juega con él, dándole palmaditas, apretándolo, frotándolo y meciéndolo.

Canta a tu bebé con dulzura y calma.

Escucha los CD de visualización y relajación con tu bebé.

Toca música relajante. Expón al pequeño a diferentes sonidos de piano, arpa, flauta y de la naturaleza para que desarrolle una amplia conciencia.

Imagínate en el lugar del bebé, escuchando las conversaciones, experimentando el entorno, absorbiendo las emociones y los estados de ánimo de tu alrededor. ¿Cuán acompañado y querido te sientes, y qué tipo de mensajes estás recibiendo sobre las cosas que están diciendo de ti?

Este pequeño ser humano está muy ocupado registrando memorias. Ésta es tu oportunidad para hacer estas memorias más felices, sanas y cariñosas, porque nada proporciona al niño un fundamento más sólido que éste.

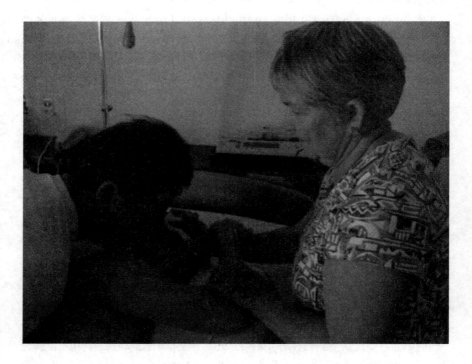

Capítulo 1

¿Por qué elegir a una *doula*?

Escoger a una *doula* es una de las decisiones más importantes que vas a tomar durante el embarazo. En principio, esta decisión debería tomarse pronto para tener la oportunidad de poder conocerla y trabajar con ella, aprovechando todo su conocimiento y sabiduría.

Doula es un término griego que significa 'servir'. Una interpretación popular de esta palabra sería «realizar la función de madre para la madre», aunque mi albañil griego me asegura que si llama a su mujer *doula*, ésta seguramente reaccionaría de manera violenta.

Las *doulas* no tienen estudios de medicina ni proporcionan consejos médicos, pero sí pueden aportar otras muchas cosas. Son mujeres que apoyan a otras mujeres.

Están capacitadas para cuidarte tanto emocional como psicológicamente durante el embarazo, el trabajo de parto, el alumbramiento y el posparto. Tu *doula* te informará de una serie de cosas: las diferentes opciones, qué hay que comprar y cómo escoger a los profesionales de la salud, el lugar de parto y la educación prenatal que mejor se adapte a tus preferencias. Ella se convertirá en una cara familiar a la que puedes dirigirte y confiar, sin que te juzgue. Durante el trabajo de parto y el alumbramiento estará donde tú estés, en casa o en el hospital, cuidándote y protegiéndote. La *doula* será tu abogado, en caso de que necesites a uno. Ella te proporcionará la única y verdadera «atención continuada», porque ésta es muy diferente de la que recibirás de otros profesionales, como el obstetra o la comadrona.

UNA PEQUEÑA HISTORIA

El hecho de que unas mujeres ayuden a otras mujeres a dar a luz puede considerarse una práctica muy antigua. Según datos antropológicos consultados, procedentes de 128 sociedades de caza y recolección y agricultura no industrializada, todas menos una tenían un apoyo continuado de mujeres durante el embarazo, el trabajo de parto y el alumbramiento.

Cuando el parto se trasladó de casa al hospital, este importante apoyo prácticamente desapareció.

En la actualidad, en muchos países, hay un mayor número de mujeres que dan a luz en hospitales antes que en casa, y el apoyo continuado durante el parto ha pasado de ser una norma a convertirse en una excepción. Esto suscita preocupación, ya que conlleva a la deshumanización de la experiencia del parto para las mujeres. Los cuidados médicos obstétricos someten a éstas a protocolos institucionales, que pueden tener efectos contrarios sobre el trabajo de parto normal. El tipo de apoyo que ofrece una *doula* mejora el parto natural, así como tus sentimientos de control y de ser capaz de realizar ese trabajo, lo que reduce la necesidad de una intervención obstétrica. Un estudio llevado a cabo por Hodnett *et al.* (2007), que incluía 16 estudios de

11 países diferentes, con más de 13.000 mujeres en gran variedad de situaciones y circunstancias, afirma:

Las mujeres que reciben un apoyo constante durante el trabajo de parto son más propensas a dar a luz de manera espontánea, por ejemplo, sin necesidad de cesárea, fórceps o vacuum. Además, las mujeres usan menos fármacos para aliviar el dolor, están más satisfechas y tienen partos más breves. En general, el apoyo durante el parto parece ser más efectivo cuando lo lleva a cabo una mujer que no forma parte del personal hospitalario.

Las *doulas* son muy populares, y durante unas décadas han estado cerca de las mujeres en Estados Unidos y Europa. Estudios realizados por Klaus *et al.* (1986), Campbell *et al.* (2006) y Hodnett (2007) muestran la gran ayuda que puede suponer una *doula* durante las contracciones y el parto. Las *doulas* han surgido a través de los años como respuesta frente a la exigencia de muchas mujeres de contar con más apoyo y con cierta continuidad en los cuidados recibidos.

La antropóloga Dana Rápale utilizó por primera vez el término *doula* en su libro *The tender Gift: Breastfeeding* (1973), para denominar a madres experimentadas que ayudaban a las nuevas madres en la lactancia y en los cuidados de los recién nacidos.

LO QUE NOS MUESTRAN LAS INVESTIGACIONES

En su libro *Mimando a la madre, cómo una doula puede ayudarte a tener un nacimiento más corto, fácil y sano* (1993), Marshall Klaus, Ken Kennet y Phyllis Klaus resumen los estudios científicos que se llevaron a cabo sobre las ventajas de contar con la ayuda de una *doula* durante el parto. La evidencia citada se recoge en seis estudios controlados aleatorios. Dos de ellos se llevaron a cabo en Guatemala (América Central), el primero con 146 mujeres y el segundo con 465. Un estudio tuvo lugar en Houston (Texas) en Estados Unidos con 416 mujeres, y otro con 192 mujeres se realizó en Johannesburgo, en Sudáfrica. El quinto y el sexto estudio tuvieron lugar en Helsinki (Finlandia) y en Canadá. Todas las participantes eran primíparas, (término médico que se utiliza para describir a una mujer que va a dar a luz a su primer hijo), tenían una buena salud y tuvieron embarazos normales. Se las invitó a participar cuando eran ingresadas en el hospital durante el trabajo de parto. A las *doulas* de Guatemala se las preparó en un curso de tres semanas. En el estudio de Sudáfrica, las mujeres no tenían ningún tipo de preparación. Se indicó a las *doulas* que estuvieran siempre con la mujer en el trabajo de parto. Se les enseñó a utilizar el contacto y la comunicación verbal centrándose en tres factores principales: comodidad, confianza y elogios. Todas las *doulas* del estudio habían experimentado un trabajo de parto normal y partos vaginales.

En todos los estudios mencionados, las *doulas* utilizaron palabras reconfortantes, contacto y apoyo. Éstas explicaron el procedimiento tal y como ocurría y traducían los términos médicos a palabras normales para personas profanas en el tema. Los resultados de los estudios fueron:

- » Reducción de la tasa de cesáreas en un 50 %
- » Reducción de la duración del trabajo de parto en un 25 %
- » Reducción del uso de oxitocina en un 40 %
- » Reducción del uso de analgésicos en un 30 %
- » Reducción de partos con fórceps en un 40 %
- » 60 % menos peticiones de epidural y medicamentos para el dolor
- » Reducción de la fiebre en la madre
- » Mejora del vínculo padres-bebé
- » Reducción del número de días en las unidades de cuidados neonatales
- » Reducción del número de las pruebas diagnósticas realizadas en los recién nacidos
- » Aumento de la lactancia materna

- » Aumento de la confianza materna
- » Aumento de la salud materna y del recién nacido
- » Menor incidencia de depresión posparto

Klaus, Kennet y Klaus (2002) consideran que la mera presencia de una *doula* tiene efectos beneficiosos en el estado emocional de la madre, debido a una reducción de las catecolaminas (adrenalina). Este estado de relajación permite que las contracciones uterinas sean más eficaces y reduce los casos de compresión uterina del flujo sanguíneo.

Pero quizás te estés preguntando por qué no tener contigo simplemente a tu pareja, a tu madre, a tu hermana o a tu mejor amiga el día del nacimiento del bebé.

¿Debemos realmente esperar que la pareja cumpla este papel? ¡Qué gran pregunta! Ellos están a punto de ser padres; han de poderse relajar, sentirse apoyados y disfrutar de la experiencia del parto. No creo que asistir a las clases preparto y haber leído un par de libros cualifique de ninguna manera a los padres para proporcionar ayuda. La pareja no debe sentir esta presión. Si se espera que sean la ayuda principal, nuestra sociedad puede haber creado muy altas expectativas para ellos. Yo animo a todas las parejas a que hablen de manera regular sobre este tema durante el embarazo, sobre cuál es el papel que quiere cumplir el padre. Debe existir esta comunicación continuamente, porque tal vez cambie a medida que se va adquiriendo mayor educación sobre el tema y se va comprendiendo mejor el proceso.

No hace tanto tiempo que los hombres no podían estar presentes en el nacimiento de su hijo. Mientras estuve trabajando en un hospital a principios de la década de 1970, los hombres que querían estar presentes en el parto tenían que presentar un permiso por escrito del médico de su mujer, que tenían que entregar a la comadrona cuando llegaran a la sala de partos. Si no tenían el permiso por escrito, no se les permitía la entrada. Se les enviaba a la «sala de padres», que era una sala llena de fumadores, repleta de hombres nerviosos que iban de un lado a otro y que comentaban entre ellos las historias de sus mujeres. Hemos realizado un largo recorrido en hasta hace cierto punto poco tiempo, pero, ¿realmente ha sido así? A la mayor parte de los hombres no se les pregunta qué piensan acerca de estar presentes en el momento del parto, y cómo se sienten asumiendo el importante papel de defensor y ayudante.

Durante las décadas de 1980 y 1990, cuando existían muchas comadronas, empezó a plantearse que el hecho de que el padre estuviera presente en el nacimiento no era tan malo. Las mujeres podían quedarse solas durante períodos de tiempo más prolongados porque su pareja estaba presente. Y de esta manera se convirtió en norma. Como muchos otros procesos en el sistema sanitario, una vez que algo se ha aceptado, permanece para siempre y sin ser cuestionado. Las mujeres también empiezan a asumir que su pareja estará presente el día del parto, y esto pasa a ser una ley no escrita que ningún hombre que se precie se atreverá a cuestionar. Ellos estuvieron de acuerdo en estar presentes en el momento del parto, lo estuvieron, y se asustaron. No tenían ningún conocimiento, ningún entendimiento, ningún punto de referencia de lo que era normal, y durante varios años se sentaron en un rincón de la sala de partos con terror y sin ninguna manera de poder expresar sus sentimientos. Como afirmó una mujer: «Yo quiero que esté conmigo la *doula* para que me dé confianza y me haga sentir bien, y también a mi pareja para que me proporcione apoyo emocional».

Tanto la pareja como otras personas, incluidas las madres, las tías y las mejores amigas, no sólo son demasiado cercanas a ti a nivel emocional, sino que tampoco tienen el conocimiento necesario sobre partos para ser capaces de proporcionar la ayuda oportuna. Bastante a menudo, estas amigas bienintencionadas o parientes ofrecen sus consejos basados en sus propias experiencias durante el parto. La *doula*, además, dispone de buenos conocimientos del sistema hospitalario y de las personas que trabajan allí, así como buenas habilidades de negociación.

Es poco común que la pareja, especialmente el padre, tenga que preocuparse por el hecho de que la *doula* se haga cargo del parto y, por tanto, que le quite su papel. La *doula* tiene muy presente que la pareja guardará de por vida en su memoria la experiencia del parto. Ella tan sólo está presente para asegurarse de que ellos tengan la experiencia de parto que desean. El día del parto, su presencia le permite al padre jugar el papel en el que se sienta mejor. La *doula* proporciona una ayuda a la mujer que es diferente de la que puede recibir de su pareja. Estos dos tipos de ayuda se complementan muy bien entre sí.

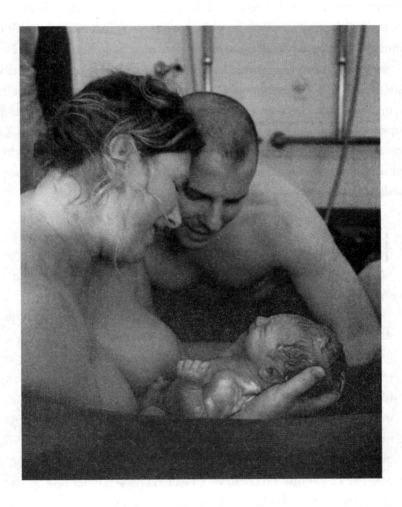

La Organización Mundial de la Salud (1985) recomienda que la tasa de cesáreas no supere el 15 %. Índices inferiores a éste se han dado en Holanda, Suecia, Austria y Noruega.

No obstante, Laws, Li y Sullivan (2010), en un artículo publicado en el Australian Institute of Health and Welfare, muestra que en 2008 Australia tuvo una tasa muy elevada de intervención médica, del 31,1 %. Otros estudios presentados por Sufang y otros (2007) en el boletín de la Organización Mundial de la Salud indican un incremento de las cesáreas en lugares como Francia, Alemania, Italia, América del Norte y Reino Unido, con tendencias similares en países con escasos recursos, como Brasil, China y la India, especialmente en los partos en hospitales privados.

Sabemos que si se contrata los servicios de una *doula*, estas horribles estadísticas se podrían reducir. Cada mujer embarazada merece una *doula*, una mujer que le proporciona una ayuda compasiva, experimentada e imparcial durante el embarazo, el trabajo de parto y el propio parto. Con esta ayuda, las parejas pueden disfrutar la maravillosa experiencia de tener un parto natural, que sienta los fundamentos para un fuerte apego a medida que aumenta la familia.

¡Doy gracias a Dios por nuestra maravillosa *doula*! Sin ella, estoy segura de que nuestra experiencia en el nacimiento de Lily hubiera sido, de lejos, menos satisfactoria de lo que finalmente fue.

Tuve un embarazo sano y normal, y estaba muy contenta de estar esperando a mi primer bebé. A las 35 semanas de embarazo, más o menos, Lily venía de nalgas. Lo intentamos todo para que se diera la vuelta, pero nada funcionó. Parecía que iba a ser difícil tener el tipo de parto natural que nosotros queríamos. Afortunadamente había opiniones diferentes a las del hospital. Nuestra *doula* nos animó a que leyera y pensara por mí misma sobre lo que yo quería y lo pidiera. Con pleno conocimiento de la realidad y los riesgos, decidí intentar un parto vaginal de nalgas en lugar de aceptar la cesárea electiva recomendada por el hospital.

El trabajo de parto fue largo e irregular, se detuvo y reinició varias veces, y Lily estaba en sufrimiento fetal desde el principio. Nada fue como había imaginado. Nuestra *doula* iba y venía al hospital cuando la necesitábamos, me ofrecía su apoyo, me daba la mano, me hacía masajes, dejaba que Andrew pudiera descansar de vez en cuando, me explicaba en detalle lo que pasaba, y nos ayudó a tomar las decisiones correctas sobre el parto. Pero lo que es más importante aún, me ayudó a comprender que tenía opciones y a actuar en beneficio de mi propia seguridad y la de mi bebé, en particular una vez que fue obvio que necesitábamos una cesárea de urgencia.

Aunque estaba asustada y dependía del personal del hospital, nunca pensé que había perdido el control sobre mi parto, el bienestar de mi hijo, el mío propio o el de mi cuerpo. Y por esta razón, cuando miro atrás y recuerdo el nacimiento de Lily, me siento completamente satisfecha de nuestra decisión y del resultado obtenido.

Doy las gracias a nuestra *doula* por ayudarnos a traer a este mundo a nuestra maravillosa, radiante y sana hija, y por hacernos más fácil un parto difícil de manera tan práctica, consciente y espiritual.

KATE Y ANDREW

LOS SERVICIOS QUE OFRECE UNA *DOULA*

Es muy importante saber qué servicios, ayuda y consejo puede proporcionar una *doula*. Ésta entiende y confía en el parto; además, aunque no te dará consejos médicos, puedes contar con ella para:

» Escucharte de manera activa.
» Confiar en ti y en tu habilidad de dar a luz.
» Animarte a negociar los mejores cuidados para ti y para tu bebé.
» Descubrir qué es lo que quieres y respetar tus elecciones.
» Reconocer el poder del parto.

» Entender que el nacimiento no es un acto médico.

» Comprender la importancia de una buena preparación prenatal.

» Respetar el entorno del nacimiento y «tu espacio» durante el trabajo de parto y el parto propiamente dicho.

» Saber la importancia de nacer en un ambiente tranquilo, con una luz tenue, sin interrupciones innecesarias.

» Ofrecer apoyo continuo, seguridad y ánimos durante el trabajo de parto y el parto, ya sea en casa o en el hospital.

» Proporcionar un apoyo incalculable y confianza a tu pareja.

» Respetar tu derecho de parto de tener a tu hijo en su propio tiempo y a su manera.

El conocimiento y sabiduría que proporcionan las *doulas* confieren al entorno del nacimiento una burbuja de protección para ti, lo que permite que te sientas segura para entrar en «la zona» de nacimiento de tu bebé sin ningún tipo de miedo. Esto, por su parte, le permite a tu pareja relajarse y gozar de ser padre.

Robyn había empezado su trabajo de parto hacía una semana. Tuvo una «falsa alarma» una semana antes, y estuvo con contracciones que iban y venían, sobre todo por la noche, durante toda esa semana. Fue muy frustrante. Me telefoneó unas cuantas noches, a mí, su *doula*, diciendo que las contracciones eran regulares y que creía que era algo inmediato. Cuando llegaba el alba, las contracciones disminuían, podía dormir un poco y tener un día relativamente normal. Sentí que Derek, su pareja, estaba empezando también a sentir ya el cansancio. Por teléfono les di mucho apoyo, que era justo lo que necesitaban. Un par de noches les dije que podía visitarlos, pero me contestaron que preferían esperar y ver qué pasaba.

Exactamente una semana después, decidieron que tenían que acercarse al centro de nacimientos, ya que había roto aguas hacía aproximadamente unas 36 horas, y presentaba algunos restos de meconio (las primeras heces del bebé). Tenía algunas contracciones, pero no eran regulares. Siguiendo las indicaciones del centro de nacimientos, llevaron a Robyn a la sala de partos, debido a la presencia de meconio. Le propusieron utilizar syntocinon (oxitocina sintética) para regular las contracciones. La oxitocina puede producir contracciones muy fuertes, y en muchos casos su uso conduce a la epidural y puede ser el principio de una cascada de intervenciones médicas. Esto no era precisamente lo que Robyn tenía planeado. Robyn entendió que el uso de la oxitocina podría conducir a otras intervenciones médicas y, aunque no estaba de acuerdo, aceptó que era la mejor opción, dado que había tenido un trabajo de parto de una semana y que había roto aguas hacía más de 36 horas, y no tenía contracciones y había presencia de meconio.

Esto es un gran desafío para una mujer. Robyn estuvo estupenda. Continuó utilizando las técnicas de HipnoBirthing, permaneciendo en todo momento tranquila y relajada. El goteo de oxitocina empezó con el monitoreo correspondiente del feto. Con el gota a gota y conectada a un monitor, puede ser suficiente distracción para una mujer que ha perdido de vista el mundo. Varias comadronas estaban continuamente controlando las dos correas del monitor que llevaba enganchadas en su abdomen (lo que puede llegar a ser muy irritante). Incluso con el llamado «monitor móvil» es difícil mantener una buena conexión y, desde el punto de vista médico, tener un panorama exacto de cómo está soportando el bebé el uso de la oxitocina. A muchos bebés no les gusta este producto.

Robyn fue capaz de alejar su mente de las distracciones médicas para concentrarse verdaderamente en su parto y centrarse en la respiración del HipnoBirthing. Pudo caminar un poco por el balcón, estar a cuatro patas en la alfombra, y moverse un poco arriba y abajo. Estaba cómoda estando de pie. Por desgracia, el personal no estaba satisfecho con los resultados, ya que no podían saber el estado del bebé. Le sugirieron a Robyn que lo mejor era colocar un electrodo fetal en el cuero cabelludo del bebé, a través de un examen vaginal; es un pequeño aparato que se coloca en la parte alta de la cabeza del bebé y que proporciona una lectura más exacta del latido fetal. Esto muchas veces abre la piel de la cabeza del bebé. Robyn y Derek rehusaron esta intervención, después de comentarlo entre los tres. Todos sabíamos que el bebé estaba perfectamente bien, en especial Robyn.

Sugerí una idea: que Roby se estirara en la cama en la misma posición aproximadamente durante unos 20 minutos, para que el personal pudiera tener un panorama exacto del estado del bebé. Estuvieron de acuerdo. Robyn decidió que, si tenía que estar estirada durante todo ese tiempo, escucharía el CD de HypnoBirthing. Derek se sentó en una silla, me busqué otra para mí, y la próxima cosa de la que nos dimos cuenta fue que se acabó el CD, que habían pasado 30 minutos, y todos nos sentíamos bien, muy relajados. Nos habíamos dejado llevar por la relajación. La energía de la habitación era muy tranquila y serena. El personal estuvo contento de que el bebé estuviera bien, y de poder haber obtenido un buen monitoreo.

Salí a tomar una taza de té, volví a la habitación y Robyn estaba en el baño, pujando tranquilamente. Transcurridos unos 15 minutos, se puso a cuatro patas sobre la alfombra y, 30 minutos después, muy suavemente expulsó a su bebé a este mundo, poniendo mucha atención en hacerlo con suavidad, para evitar desgarros.

Llegamos al hospital a las 10 de la mañana y el bebé nació a las 17.30 de la tarde.

Qué privilegio estar presente en un parto así, presenciar una mujer que elige, en su mente, no ser presa del drama de las intervenciones médicas o contemplar a los que las conducen, sino permanecer firme a su creencia de que le daría la bienvenida a su bebé de manera suave, tranquila y relajada.

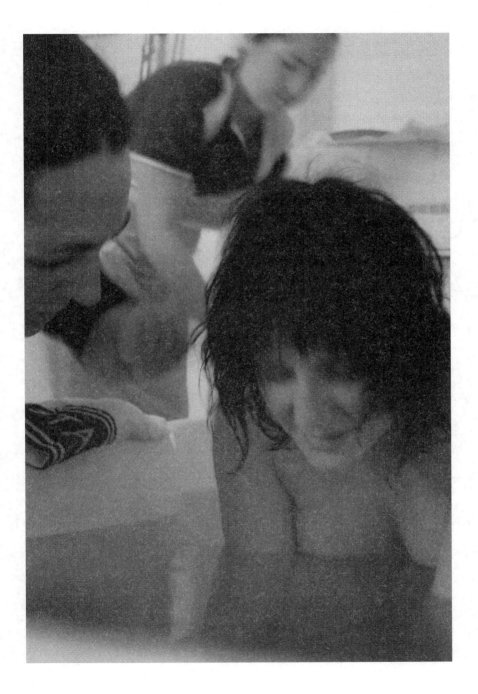

Capítulo 2

El embarazo y las diferentes elecciones

Estar embarazada es un gran privilegio. Es muy importante poder conocer a tu bebé y estar en sintonía con él durante los meses de crecimiento y desarrollo. Estás creando un nuevo ser humano en el mejor entorno posible. Tu bebé está creciendo física, mental, emocional y psicológicamente. ¡Es importante el modo en que damos a luz! Lo que nuestros bebés experimentan en el útero forma parte de su manera de ser. Lo que la mujer experimenta durante el embarazo, el trabajo de parto y el parto la cambia por completo.

Dar a luz es una experiencia muy primaria en la vida de una mujer, que conserva el poder de transformarse para siempre, en especial si está tranquila y serena. Esto produce una suave transición hacia la maternidad y hace a la familia mucho más fuerte.

La lectura de este libro te ayudará a tener las cosas claras, así como a que no te engañen al creer y confiar en los que sólo te ofrecen como única elección la vía médica. Cada decisión que tomes a partir del momento en que se produce la concepción influenciará el curso del nacimiento de tu hijo. Si, como padres, llegas a entender esto, serás capaz de reclamar lo que incluso no sabías que habías perdido.

¿Cuál es el camino que recorrerás?

Vamos a empezar por el principio.

COMPRENDE TUS ELECCIONES

Lo más importante que cada embarazada debe saber es que tiene posibilidad de elegir. Puede elegir dónde va a dar a luz y quién la va a ayudar. De todas formas, el abanico de opciones dependerá del lugar de residencia. Las mujeres que viven en las grandes ciudades tienen mayores posibilidades de elección, pero los problemas a menudo llegan después de que la mujer confirma el embarazo con su médico de cabecera o ginecólogo. Creo que los médicos necesitan conocer el abanico de opciones disponibles para la mujer durante el embarazo, el trabajo de parto y el parto de sus bebés, y deberían informar a las mujeres de todas estas opciones.

Rostyn estaba muy emocionada con el resultado positivo de su embarazo que le dio su doctora. Ella inmediatamente preguntó por el centro médico más cercano para poderse inscribir. Su doctora de cabecera le dijo que los centros médicos no eran seguros, y que ella había tenido a su propio bebé en una sala de partos con un tocólogo, y que le pusieron la epidural justo después de su llegada al hospital, de tal forma que no había sentido ningún dolor. Ella le dijo: «Este servicio no lo tendrás en una casa de nacimientos», y le dio a Roslyn el nombre de dos tocólogos.

El médico de cabecera es un profesional de la salud que está obligado a dar una información objetiva y precisa a la usuaria (yo misma me niego a llamar a las mujeres embarazadas «pacientes», ya que no están enfermas). Si un médico de cabecera no conoce todas las opciones posibles de nacimiento, tendrá que enviar a sus usuarias a alguien que sí las sepa o, al menos, sugerir cómo se pueden buscar estas opciones. Ofrecerte únicamente su experiencia personal (como en la historia anterior) no sólo es poco profesional, sino que infringe el deber de cuidado.

En una consulta con una usuaria sobre sus posibles opciones, yo siempre empiezo con algunas preguntas básicas, del siguiente modo:

» ¿Dónde vives? Algunas mujeres desean ir a la maternidad de su ciudad. De todas formas, si el hospital al que desean ir no está en la ciudad, puede ser un problema, ya que el Departamento de Sanidad no te deja inscribir fuera del servicio hospitalario de tu zona geográfica, a menos que el hospital principal (generalmente el mayor hospital público) esté saturado. No importa dónde vivas, siempre tienes opciones sobre tu parto.

» ¿Cuál sería tu parto ideal? ¿Qué es lo que quieres o lo que esperas?

» ¿Qué sabes sobre partos? Esto saca a relucir todas las historias que la mujer ha escuchado de la familia, los amigos, los colegas de trabajo, los medios de comunicación, los libros y las revistas, entre otras cosas. Ésta es la oportunidad de desmitificar algunas de estas historias horribles, ya que, tristemente, la mayoría son negativas. Es importante analizar las actitudes de la mujer sobre el parto.

» ¿Has visitado algún hospital, ya sea salas de partos o centros de nacimiento, de tu zona?

» ¿Entiendes la diferencia entre los servicios ofrecidos por un hospital público y un hospital privado? En los hospitales privados sólo existe un modelo de atención, prestado por un tocólogo privado. Los hospitales públicos (en especial los grandes centros), por otro lado, ofrecen varios tipos de servicios y atención al parto. Es muy importante explicar a la mujer cómo conocer todas estas opciones.

> » ¿Has considerado el parto en casa? Si la respuesta es positiva, es aconsejable conocer al menos a dos comadronas que asistan partos en casa.

Es importante que la mujer reciba consejos sobre sus necesidades según las semanas de embarazo en que se encuentre. Si una mujer está embarazada de poco tiempo, por ejemplo de 12 semanas, entonces necesita conocer los tests que tiene a su disposición, las clases prenatales, cuándo, dónde y cómo inscribirse, los ejercicios, la alimentación y, por supuesto, el apoyo de una *doula*.

Todas las decisiones que deben realizarse, a veces cuando la mujer aún está familiarizándose emocional y psicológicamente con el embarazo, pueden ser abrumadoras, a menos que se disponga de la información y la ayuda apropiadas.

ESCOGE AL PROFESIONAL ADECUADO

Las mujeres a veces sienten presión por inscribirse «en alguna parte» tan pronto como confirman su embarazo. Conozco a numerosas mujeres que han contratado a un tocólogo privado porque un amigo o un familiar se lo ha recomendado, a veces basándose en que es «encantador», o que su consulta parece muy cara o, como me dijo una mujer, «lo elegí porque todas mis amigas dicen que es muy bueno con los puntos de sutura». (¿Acabará esta mujer con una episiotomía y siendo suturada? Probablemente sí. ¡Es evidente que salen a relucir algunos miedos sobre el parto!).

Es difícil afrontar todas estas decisiones en las primeras etapas del embarazo. Te puedes sentir muy cansada y tener poco o ningún conocimiento de tus necesidades actuales y de cuáles pueden ser tus necesidades cuando tu embarazo avance.

Conocía Laura y a John hace tres años. Se inscribieron en un hospital privado con un ginecólogo privado. Ella estaba de 38 semanas y, durante una visita rutinaria con el ginecólogo, éste dijo que la cabeza del bebé no estaba encajada, que estaba muy arriba y que esto no era una buena señal. Afirmó que, si no se había encajado ya, nunca lo haría. Entonces sugirió una cesárea para la siguiente semana para no tener que sufrir innecesariamente los dolores del parto sin ninguna utilidad. Laura estaba horrorizada. Ella pensó que el médico había entendido que quería un parto normal, sin medicación y sin intervenciones. Volvió a casa muy enfadada, y realizó algunas búsquedas en Internet, y supo de la existencia de las *doulas*. Hasta ese día, ella nunca había oído hablar de *doulas*.

Cuando nos conocimos, Laura tenía miedo de lo que el médico le había dicho sobre los peligros en que estaba poniendo a su bebé si intentaba tener un parto normal durante horas, sólo para acabar con una cesárea de urgencia. Los dos estaban furiosos. Estuvimos hablando sobre lo que ella quería, que era un parto natural sin intervenciones. Ella desconocía lo alto que era el índice de intervenciones médicas en ese hospital en particular.

Una vez confirmé sus deseos, empecé a informarles y a tranquilizarles diciendo que era del todo normal que a las 38 semanas la cabeza del bebé aún no estuviera encajada, y que, si confiaba en su cuerpo y en su bebé, sería capaz de tener el parto que ella deseaba. Hablamos sobre cómo tratar esto con su médico en la próxima visita y cómo mantener el control durante la conversación. Ellos vieron de inmediato los beneficios de tener una para sentirse mucho más positivos y animados.

Laura dio a luz dos semanas después. Realizó todo el trabajo de parto en casa y, cuando llegó al hospital, estaba completamente dilatada. El ginecólogo llegó en el último momento, y se sorprendió de que Laura no hubiera necesitado analgésicos. La cabeza del bebé se encajó durante el trabajo de parto. Laura dio a luz en una alfombra en el suelo (la primera vez para este ginecólogo, que por lo general quiere que «sus mujeres» estén en una cama). Ella se sintió muy reconfortada con esta experiencia: «Si no hubiésemos tenido a una *doula* presente que confiara en el parto y que fuera una ayuda positiva para ambos, sé que hubiera sido una experiencia muy diferente».

¿QUÉ SERVICIOS PROPORCIONA?

No importa en qué país te encuentres; es esencial buscar y hallar los servicios que están a tu disposición.

ESPAÑA

Según el Ministerio de Sanidad y Política social española, la atención hospitalaria al parto se articula alrededor de la maternidad hospitalaria que se define, desde el punto de vista estructural y organizativo, como el espacio en el que se ofrece asistencia multidisciplinar a la mujer, al recién nacido y a la familia en el parto y nacimiento, con locales, instalaciones y equipamiento necesarios para la actividad estimada, por parte del equipo multiprofesional, garantizando las condiciones adecuadas de seguridad, calidad y eficiencia, para realizar la actividad. Para saber más sobre Asociaciones de doulas en España, puedes consultar la web: www.doulas.es

FRANCIA

Francia proporciona muy buenos servicios a las mujeres embarazadas y a las madres primerizas. No es un problema no estar asegurada, pues de todas formas reciben servicios prenatales y tienen enfermeras que realizan visitas a domicilio durante la primera semana. La mayor parte de las mujeres dan a luz en el hospital, con un ginecólogo. Los partos naturales y los partos en casa no son muy comunes en Francia. Aun así, cada vez se desea más tener un parto en casa. Un parto en casa es reembolsado por la seguridad social, pero no al 100%, como en el hospital o en la clínica.

HOLANDA

Los servicios de maternidad en Holanda son diferentes a la mayor parte de los países, no sólo por el porcentaje relativamente alto de partos en casa, sino también por la autoridad de las comadronas como profesionales médicas y la estructura del sistema sanitario holandés, que establece una clara frontera entre los servicios primarios y secundarios. Las mujeres con problemas de salud se dirigen primero al médico de cabecera, que las derivará al especialista si lo considera necesario. En los servicios de maternidad, la principal fuente de ayuda es la comadrona, aunque algunos médicos de cabecera proporcionan parte de las atenciones durante el embarazo y el nacimiento. Las comadronas de ayuda primaria trabajan en grupo y son responsables conjuntamente de sus usuarias. Una mujer sana con un embarazo normal no necesita más ayuda que la de la comadrona, y puede escoger de manera libre dónde dar a luz, en casa, en el hospital, o en una casa de partos, donde serán atendidas por su propia comadrona (Wiegers *et al.*, 1998; DeVries, 2001).

NUEVA ZELANDA

Las maternidades de Nueva Zelanda ofrecen una gran variedad de opciones, y cada mujer decide qué tipo de servicio es mejor para ella y su bebé. Debes escoger a una LMC,[1] que es la profesional responsable de facilitarte todo lo que necesites durante el embarazo, el parto y el posparto. Tu enfermera puede ser una comadrona, un médico de cabecera o un tocólogo. Como alternativa, tu LMC puede ser parte de un grupo de profesionales que trabajan conjuntamente para proporcionarte los cuidados necesarios.

---

1. En Nueva Zelanda a la persona que lleva el embarazo se le llama Lead Maternity Carer (LMC), que sería algo así como «la que cuida y lleva la maternidad». *(N. del T.)*

Comadronas independientes como LMC

Las comadronas independientes están cualificadas para ayudar a las mujeres embarazadas a que tengan un embarazo y un parto normales. En caso de complicaciones, estas comadronas pueden derivar a las mujeres a ginecólogos públicos o privados.

ESTADOS UNIDOS

En Estados Unidos, la mayor parte de las mujeres acuden a los servicios de un OBGYN (obstetra/ginecólogo). Es casi una «norma» tener algún tipo de intervención médica durante el parto. Estuve presente en una conferencia de *doulas* en St. Louis hace unos años y conocí a gente maravillosa con ideas afines a las mías... o así lo creí. Dos de ellas tenían clínicas en Nueva York y me invitaron, al finalizar la conferencia, a que las visitara.

Fue maravilloso ver las salas en las que se realizaban las clases prenatales, apoyando el parto natural y ofreciendo los servicios de sus *doulas*. Tenía curiosidad por saber por qué los índices de intervenciones médicas eran tan altos, sobre todo en Nueva York, donde aparentemente las *doulas* eran muy populares.

Como me dijo una *doula*: «Mi papel es retrasar la epidural el máximo tiempo posible. Para las mujeres que no tienen una *doula*, la epidural se pide al principio del trabajo de parto». Quise saber por qué, entonces, las mujeres de Nueva York habían escogido ser *doulas*, y qué es lo que ellas consideraban su papel. La *doula* ni tan siquiera parpadeó cuando, orgullosa, me dijo que ser *doula* proporcionaba estatus social. Las mujeres, además de presumir de ginecólogo, también presumen de *doula*.

Me di cuenta de que nos encontrábamos en caminos muy diferentes. Su definición de parto normal y de dar apoyo a las mujeres era por completo diferente de la mía.

Partos y *doulas* en el Reino Unido

El Servicio Nacional de Salud del Reino Unido se estableció en 1948 para proporcionar servicios sanitarios de calidad universales. La mayor parte de las mujeres del Reino Unido dan a luz en las unidades de maternidad de los hospitales nacionales, regentados por comadronas, y en los que el doctor está disponible en caso necesario.

Las mujeres embarazadas tienen las siguientes opciones:

» Parto en casa. El índice de partos en 2008 era del 2,8 % y se ha mantenido así en los últimos años. Curiosamente, es más alto en Gales, ya que llega al 3,7 %.

» Partos en instalaciones locales, que puede ser un hospital o una unidad independiente, bajo la supervisión de una comadrona. Este tipo de establecimiento también recibe el nombre de casa de nacimientos, unidad de maternidad MLU, o Unidad de Maternidad comunal (CMU).

» Parto en el hospital, dirigido por un equipo de maternidad que incluye comadronas, anestesistas y obstetras.

Las *doulas* son muy populares en el Reino Unido. En el año 2004, Doula UK, una asociación de *doulas* del Reino Unido, realizó una encuesta a sus miembros.

Mostraron los beneficios de tener una *doula*, con una reducción de las cesáreas de un 22 % en el Servicio Nacional de Salud a un 10 % en partos apoyados por una *doula*. Otros resultados interesantes fueron que sólo el 15 % de las mujeres que tenían una *doula* necesitaron epidural, comparado con el 33 % del total nacional.

Los resultados de una encuesta de 735 partos con *doula* en el Reino Unido en 2008 (Goedkoop, 2009) muestran que de todos los nacimientos con la presencia de una *doula*, el 45 % no necesitó ningún tipo de medicación ni de intervención, es decir, ninguna inducción, medicamento para aliviar el dolor, o el uso de instrumental (fórceps o ventosas).

El índice de nacimiento por cesáreas fue bajo (15 %), comparado con el 24,3 % en las últimas estadísticas realizadas por el Servicio Nacional de Salud.

La encuesta se hizo extensiva a las *doulas* posnatales, que mostraron que un 88 % de las madres estaban aún amamantando a sus hijos a las seis semanas, y que el 67 % aún amamantaban a los seis meses.

Conclusiones de la encuesta:

El papel de la doula como apoyo constante e informado tanto para el trabajo de parto como para los días posteriores al parto cada vez convence más a los servicios médicos. La falta de comadronas, junto con el convencimiento de que es necesario recuperar el nacimiento como un suceso asociado con la normalidad más que con una condición obstétrica, dejan un hueco en el contexto de ayuda y filosofía de qué ayuda ha de estar disponible para que la mujer tenga un embarazo normal.

Modelos de atención en Australia

Los principales modelos de atención disponibles para la mujer en Australia son:

» Hospitales privados: modelo de atención – obstetra privado.
» Hospitales públicos: modelo de atención – obstetra privado, médico de cabecera, y diferentes tipos de modelos de comadrona que se discutirán más adelante.

Comadronas grupales. La mayor parte de los grandes hospitales tiene este servicio. Esencialmente, dos o tres comadronas se hacen cargo del embarazo, el trabajo de parto, el parto y los cuidados posnatales. Las ventajas son la continuidad de los servicios y también llegar al parto conociendo a la comadrona. Hay que preguntar sobre la continuidad del modelo de ayuda, porque las investigaciones de Tracy y Harts (2006) muestran que las mujeres y los bebés presentan mejores resultados con este tipo de ayuda.

Comadronas clínicas. Se ofrecen en la mayoría de los hospitales clínicos y en algunos hospitales regionales. Con este modelo, las mujeres tienen a la misma comadrona durante el embarazo. Cuando se acerca la fecha del parto, estará en una sala de partos y será atendida por la comadrona que esté de guardia ese día.

Médicos de cabecera. Este modelo es ofrecido por médicos de cabecera formados en cuidados compartidos y generalmente no es uniforme: algunas visitas las realiza el médico de cabecera y otras tienen lugar en el hospital, donde te visitará un médico y una comadrona, y generalmente una persona diferente en cada visita. Con este modelo de asistencia, los partos se realizan en una sala de partos y serán atendidos por la comadrona que esté de guardia.

Centro de nacimientos. Este tipo de servicio se ofrece generalmente en los grandes hospitales públicos. No todos los hospitales tienen un centro de nacimientos, por lo que hay que asegurarse antes. En este caso, conocerás a gran parte de las comadronas que trabajan en el centro en las visitas que realices durante el embarazo, así que, cuando des a luz, el entorno y el personal te resultarán familiares, y probablemente ya conocerás a la comadrona que te atienda durante el parto.

Antes de continuar, hay que explicar la diferencia entre una sala de partos y un centro de nacimientos. Una sala de partos es la sala tradicional de los centros médicos. El entorno es clínico, con obvias señales de todo el equipo médico. Los hospitales privados sólo tienen sala de partos, y los hospitales públicos normalmente tienen los dos.

Un centro de nacimientos presenta un entorno más hogareño, parecido a una habitación de hotel, aunque no de cinco estrellas, ya que estos centros únicamente existen en el sistema de hospitales públicos, pero se parecen a una habitación de una casa, con una cama doble y un baño, por lo general

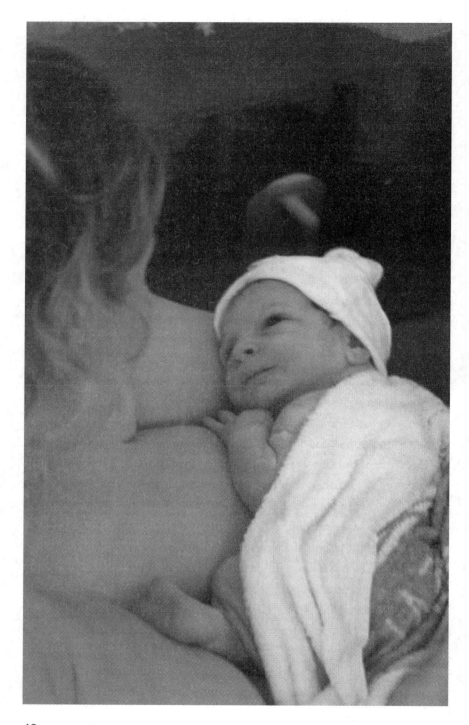

con una bañera profunda. Normalmente, sólo los centros de nacimiento realizan partos en el agua, ya que las bañeras han sido diseñadas para que las mujeres realicen dentro de ellas el trabajo de parto y den a luz allí.

Parto en casa a través de un centro de nacimientos de un hospital público. Este modelo de servicio aún es experimental y no está disponible para muchas mujeres. El St George Hospital de Sídney y el Belmont Hospital en Newcastle son los únicos en Nueva Gales del Sur que ofrecen este servicio. Australia del Sur tiene dos hospitales que ofrecen este servicio, el Hospital Madres e Hijos en Adelaida y el Nortern Women's Community Midwifery Program en Elizabeth. En la zona norte este servicio está disponible en Base Hospital, tanto en Alice Springs como en Darwin. Este modelo no está disponible en otros estados y en ACT.

El gobierno está tratando de convertir el «nacimiento en casa con una comadrona independiente» en una opción. Sin embargo, existen directrices muy estrictas sobre qué mujeres pueden optar a participar en estos servicios. Sí, puedes dar a luz en casa con una comadrona empleada por el centro de nacimientos en los hospitales públicos antes citados, pero esto significa que recibirás las mismas políticas y protocolos que en el hospital. Es una opción distinta del parto en casa con una comadrona independiente.

Parto en casa. En esta opción tienes a una comadrona principal, y a veces una secundaria. Normalmente realizará algunas visitas prenatales en casa, estará presente en el trabajo de parto y en el nacimiento, y seguirá con ayuda posnatal también en casa. Un reciente estudio holandés (2009), seguido por 500.000 mujeres que planearon su parto en casa con comadronas, muestra que el parto en casa es seguro. La conclusión es que «planear un parto en casa no incrementa los riesgos en las mujeres de bajo riesgo».

El parto en casa ha disminuido en todo el mundo en el siglo XX. En 1938, el índice de partos en casa en Estados Unidos era del 50 %. En 2003 era sólo del 0,57 % (MaeDorman, Menacker & Declercq, 2010). En el Reino Unido, la Oficina Nacional de Estadística (2012) informó que el índice había descendido del 80 % en 1920 al 2,9 % en 2008. En Australia, menos del 2 % de las mujeres realiza esta opción, probablemente porque ellas no saben ni que existe (Laws *et al.*). El único país occidental que ha mantenido un alto porcentaje de partos en casa es Holanda, con un índice de alrededor del 30 % (DeVries, 2005).

A las mujeres les tendrán que ofrecer todas las opciones, incluidos los partos en casa con una comadrona independiente. La Organización Mundial de la Salud recomienda que la mujer dé a luz en el lugar en que se sienta más segura, para las mujeres de bajo riesgo, y esto incluye en casa, en una pequeña clínica maternal, en un centro de partos o en un gran hospital.

Nacimiento libre. Conocido también como «parto no asistido», el nacimiento libre significa que la mujer da a luz en casa, por ella misma sin ningún tipo de asistencia médica o de cualquier otro tipo. Existen muchas webs que apoyan el nacimiento libre. La teoría que subyace del nacimiento libre es que si se deja a una mujer dar a luz a su manera, sin ninguna «autoridad» de la cual fiarse, dará a luz de manera natural si psicológicamente así lo desea. No tendrá que estar pendiente de ningún personal médico para validar sus acciones, o decirle cómo debe dar a luz, ya que esta mujer confiará por completo en su cuerpo, profundizando en el conocimiento innato primigenio de dar a luz que está grabado en el interior de cada mujer.

CONSEJOS PARA ESCOGER EL TIPO DE AYUDA

» No tengas prisa en elegir hasta que hayas realizado todos los deberes.

» No creas que si tienes un seguro médico privado sólo tienes una opción.

» Reserva una cita o una visita y observa las instalaciones disponibles.

» Lleva una lista de preguntas para ver qué respuestas te dan.

» Ten una cita con una comadrona que atienda partos en casa.

» Intenta visualizar cómo sería realizar el trabajo de parto y el parto en ese entorno particular.

» Piensa qué le gustaría a tu bebé. ¿Dónde le gustaría nacer?

ESCOGE A LA *DOULA* ADECUADA

Una vez elegido el modelo de ayuda y el lugar de nacimiento, la siguiente gran decisión es escoger a una *doula*.

Una *doula* no te proporcionará cuidados médicos. No comprobará la presión sanguínea, ni te hará un análisis de sangre o una ecografía. Una *doula* te hará saber cuáles son tus miedos y qué es lo que realmente deseas para ti y para tu bebé.

Te contestará todas las preguntas que algunas mujeres no se atreven a preguntar a su profesional de la salud y que éste no tiene tiempo de responder. La *doula* dispone de tiempo, no está sujeta a las políticas ni a los protocolos de los hospitales, y tiene el conocimiento para hablar sobre todos los temas objetivamente, sin juicios, y puede ofrecerte un abanico de buenas investigaciones, para que una vez informada puedas tomar tus propias decisiones. Es alguien con quien puedes expresar todas tus ideas, un hombro en el que llorar, alguien con quien reír y, lo más importante, te ofrece unos cuidados continuos.

Es muy importante saber que una *doula* tiene tiempo para tu pareja. Ella reconoce que él tiene problemas diferentes a los tuyos, y conoce y respeta lo importante que es para él ser padre. Para muchos hombres, ésta es la única salida que tienen para expresar sus preocupaciones.

Cuándo quedar con una *doula*

Lo mejor es conocerla lo antes posible durante tu embarazo, preferiblemente después de las 12 semanas. Pero recuerda, nunca es demasiado tarde para tomar esta decisión. El viaje a través del embarazo te pone en contacto con un nuevo mundo de aprendizaje en el que puedes llegar a necesitar algún tipo de ayuda. En algunos estados de Estados Unidos, los hospitales tienen *doulas*, pero las mujeres no tienen la oportunidad de conocer a su *doula* hasta que llegan al hospital en pleno parto. Aunque ésta no sea la situación ideal, ofrece ayuda a las mujeres que, de otra forma, no tendrían ningún tipo de apoyo durante el trabajo de parto.

Conocí a Linda y a Jeremy cuando ella estaba embarazada de 35 semanas. Dieron conmigo a través de su quiropráctico. Linda pensó que sería una buena idea tener una *doula*, mientras que Jeremy no entendía para qué necesitaban a una, aunque de todas formas apoyó los deseos de Linda. Linda acudía a una obstetra privada y se había inscrito en un pequeño hospital privado que escogió porque su hermana y dos amigas le dijeron que tenía buenas instalaciones. Desde la primera cita, no le gustó su doctora. Se sentía presionada para realizar el pago de manera anticipada, y a firmar en la línea de puntos, y no le contestaron ninguna de sus preguntas durante las visitas. Siempre excusaba a su doctora, diciendo que igual se sentía cansada o tenía prisa, y decidió concertar otra visita con ella.

Conforme iba pasando el tiempo, sentía que ya era demasiado tarde para cambiar, ya que había pagado una gran suma de dinero a la doctora, y dudaba que se lo devolviera. No sentía conexión con ella. No le contestaba sus preguntas y ella se sentía atrapada. A las 35 semanas se sintió desilusionada con la doctora y el hospital y me dijo que ella no quería a la doctora en su parto, ya que no confiaba en ella. Estaba furiosa, lo que la condujo a tener miedo sobre cómo sería el parto.

Jeremy sintió que podía ayudar a Linda y defenderla. Mientras esto era meritorio, un padre puede ser fácilmente intimidado por el personal cuando su pareja está de parto, convenciéndola de que la intervención es la manera mejor y más segura de proceder. También puede haber otras agendas en las que se basen estas decisiones, especialmente en el sistema privado.

Una *doula* es la mejor defensora para una mujer en esta situación. Su simple presencia puede evitar que se realicen estas sugerencias, ya que ella tiene conocimiento del parto, apoya el parto natural, y confía y cree

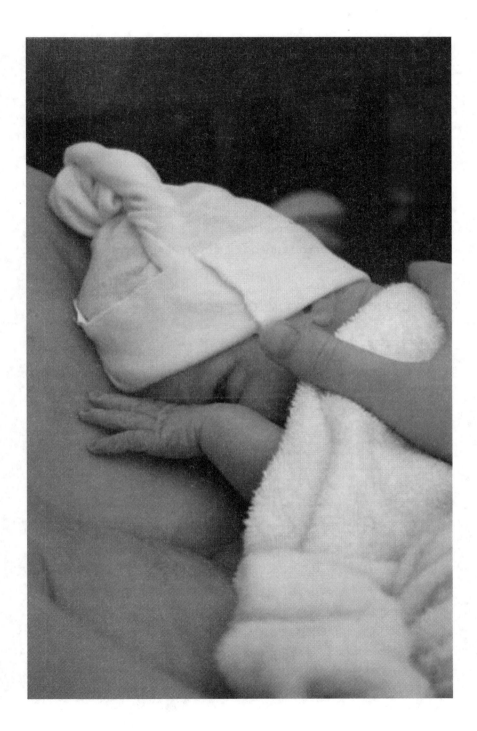

en la mujer que está de parto, y así, indirectamente, proporciona responsabilidad. Con el debido respeto a los padres, éste no es un papel que ellos puedan o deban jugar: ellos están demasiado unidos emocionalmente a sus parejas e hijos para poder defenderlos de manera objetiva, y no tienen conocimientos de cómo funciona el sistema. Una *doula*, en cambio, sí. Ella puede marcar la diferencia entre tener una hermosa experiencia de parto natural sin intervenciones innecesarias.

Linda y Jeremy apreciaron los beneficios de contar con una *doula* en su situación, y reconocían que yo no había tenido continuidad de ayuda para ellos y cuán importante podría ser esto. Generalmente hasta después del nacimiento la pareja no entiende y aprecia el papel de la *doula*.

Cómo elegir a la *doula* correcta

Escoger a la *doula* correcta es otra decisión importante. Intenta conocer a dos o tres *doulas*, hasta que encuentres a una con la que te sientas cómoda.

PREGUNTAS QUE HAY QUE HACER A LA DOULA

- » ¿Dónde te formaste como *doula*?
- » ¿Desde cuándo eres *doula*?
- » ¿Cuál es tu filosofía sobre el parto?
- » ¿A cuántos partos has asistido?
- » ¿En qué hospitales o centros de nacimiento has estado?
- » ¿Atiendes partos en casa?
- » ¿Has estado en alguna situación en la que fuera necesario negociar con el personal del hospital de parte de la mujer?
- » ¿Crees que tienes habilidades de negociación?
- » ¿Trabajas con una sustituta?
- » ¿Vives muy lejos de aquí?
- » ¿Qué está incluido en tus servicios?
- » ¿Cuál es el coste de tus servicios?

Una vez escuches las respuestas a todas estas preguntas, debes considerar los siguientes puntos.

La formación de la *doula* es variada. Existen cursos de *doula on-line*. Sin embargo, en un servicio tan práctico te sugeriría que evitaras a las personas que hayan cursado sus estudios *on-line*.

Existen buenos centros de formación de *doulas* que se toman su responsabilidad muy en serio y ofrecen formación continuada y ayudan a sus propias *doulas*.

Algunas parejas sólo quieren escoger a una *doula* experimentada, y existen beneficios obvios en tomar esta elección, pero ten en cuenta también con quién te pones en contacto.

Si te sientes bien con la *doula* a la que hayas conocido y no tiene mucha experiencia, pero tiene una buena ayuda externa de su centro de estudios, será una *doula* a la que tendrás que considerar.

La filosofía de la *doula* sobre el nacimiento ha de ser la de ayudarte en lo que tu desees. Sin embargo, si te encuentras en los primeros meses de embarazo y tienes mucho miedo y ansiedad acerca del parto, puede ser que no sepas exactamente lo que quieras, o que cambies de opinión a lo largo de tu embarazo, como influencia de los libros que leas o por las clases a las que asistas.

Una *doula* entiende y respeta el parto natural y confía en la habilidad de la mujer a la hora de dar a luz. De todas maneras, ella debe animarte a aprender y proporcionarte consejo sobre educación.

No tengas miedo de preguntar sobre la experiencia de la *doula* acerca de diferentes tipos de parto, desde partos en el agua y partos en casa, hasta partos con intervención médica.

Es sensato por parte de la *doula* que tenga una sustituta por si ella no puede atenderte durante el parto.

Esto no sucede muy a menudo y generalmente sólo se debe a una emergencia. Tendrías que conocer también a la *doula* sustituta durante una de tus visitas.

¿Qué incluye el servicio?

Asegúrate siempre de lo que se incluye en el servicio. Generalmente, está incluido estar en contacto con la *doula* a través del teléfono o por correo electrónico, al menos de dos a cuatro encuentros, estar disponibles para tu parto y en casa contigo durante el trabajo de parto, estar presente en el hospital en el momento del parto (si es allí donde vas a dar a luz) y al menos una visita posnatal para realizar un informe del nacimiento. Muchas *doulas* tienen otras habilidades, que incluyen el masaje, la acupuntura, la quiropráctica, el Reiki, la kinesiología, la homeopatía y la aromaterapia, sólo por nombrar algunas. Algunas mujeres con esta formación a veces quieren ser *doulas* porque conocen los beneficios que pueden aportar a las mujeres que están de parto. Los servicios siempre incluyen estar pendiente de tu pareja, proporcionar seguridad y la máxima normalidad y permitirle a él hacer y estar donde se sienta cómodo el día del parto.

Sin embargo, en Estados Unidos, en algunas áreas socioeconómicamente desfavorecidas, las *doulas* son empleadas por el hospital para atender a las mujeres que llegan, en pleno trabajo de parto, sin ningún tipo de ayuda, y se les ofrece su servicio. No se trata de manera estricta del concepto de *doula*, pero es mejor que no contar con ningún tipo de ayuda.

¿Cuánto cuesta una *doula*?

El coste de estos servicios varía, y es sensato hablar sobre el tema con la *doula* en cuestión. Las nuevas *doulas* a veces ofrecen sus servicios gratis. Si quieres que la *doula* esté disponible telefónicamente, para llamarla cuando la necesites, alerta y preparada durante unas tres o cinco semanas, puede hacer que se incremente bastante el precio.

Pagar a una *doula* es el mejor regalo que tus familiares y amigos te pueden hacer, y mucho más razonable que 20 pares de patucos rosas. Es una garantía de dar a tu bebé el mejor inicio de vida. Por tanto, si el coste te parece excesivo, sugiere esta posibilidad a tus amigos y familiares.

Ken, de setenta años, compró un cheque regalo de una *doula* para su hija de cuarenta años, que iba a tener a su primer bebé y estaba muy asustada (según Ken). Él había leído mucho y estaba muy instruido sobre cuáles eran los servicios que ofrecía una *doula* cuando compró el cheque. Su hija embarazada y su pareja nunca habían oído hablar de las *doulas*, pero finalmente tuvieron una maravillosa relación con su *doula*, Rebeca, que les proporcionó una increíble ayuda emocional a los dos tanto durante el embarazo como en el parto.

EDUCACIÓN PRENATAL

Puedes tener una o dos carreras universitarias, puedes ser la directora de una empresa, puedes ser la mejor vendedora del año, puedes ser una excelente naturópata que estás en sintonía con tu cuerpo, puedes ser una doctora, una pintora o una maestra, pero más allá de tus cualificaciones, necesitas formación. Éste es un nuevo campo para ti; no importa lo que sepas, y será muy emocionante aprender sobre la aventura del embarazo, el parto, el nacimiento y, lo más importante, sobre lo que necesita tu bebé.

No puedes obtener esta información de un libro o de un DVD, ¡y tampoco de YouTube! Los escépticos dirán: «El nacimiento es natural, es lo que las mujeres están preparadas para hacer. ¿Es tan difícil?». E incluso: «Tengo muchos hermanos mayores que tienen hijos y he aprendido de ellos». Ciertamente recibirás información de todas las fuentes citadas. ¿Pero es ésta la mejor información para ti? ¿Es realmente objetiva? La respuesta es no. Éste es tu embarazo, tu parto y tu bebé. Irás creando tus propias ideas sobre lo que quieres durante cuarenta semanas, y pueden llegar a ser muy diferentes de las de tu familia o de lo que has leído en libros o en revistas. Necesitas fuentes de información con datos actualizados presentados de una manera objetiva y que te ofrezca elecciones, como todas sus ventajas e inconvenientes. También debería ser divertido.

¿Dónde te puedes formar?

No te apuntes a las clases del hospital sólo porque es conveniente y el hospital te lo ha sugerido, porque si no lo haces inmediatamente, después será demasiado tarde. Después de haber impartido clases en hospitales durante varios años, sé que dejan mucho que desear. Los formadores que dirigen las clases deben acatar no sólo las políticas y los protocolos hospitalarios, sino también directrices de otros profesionales del sistema. Durante años, impartí clases prenatales en grandes hospitales públicos, pequeños hospitales regionales, hospitales privados, centros comunitarios y clases particulares, ofreciendo sesiones individuales para parejas y una gran variedad de medios de educación. Es maravilloso ser capaz de proporcionar formación independiente para parejas sin las limitaciones de las políticas de los hospitales y sus preferencias. Ser capaz de mostrar a la mujer de que se trata de ellos y del bebé y de que serán ellos los que elijan cómo dar a luz a su hijo. Quiero que las mujeres salgan de nuestras clases sintiéndose positivas y fortalecidas. Deseo que crean totalmente en su absoluta habilidad de dar a luz de manera fácil y sencilla.

Recuerda: las mujeres no necesitan que les enseñen «cómo» dar a luz. Sólo necesitan prepararse «sobre» dar a luz.

¿Por qué?

A veces las parejas te dirán que les aconsejaron varias personas que no fueran a las clases prenatales porque son horribles y no te explican nada que no puedas encontrar en un libro. No te apuntes a esas clases porque no te enseñan nada sobre el nacimiento.

El conocimiento es poder. Estás a punto de embarcarte en un maravilloso viaje y en un gran cambio de vida. Con otro inicio de vida o un nuevo comienzo, mucha gente hace algunas averiguaciones y aprende sobre lo que le pasará. Con este cambio de vida, encontrar la formación correcta para ti es saber qué preguntar y qué respuestas puedes tener. Son muchas las ventajas de estar en un pequeño grupo de gente que piense como tú.

¿Qué tipo de clases?

Existen muchos tipos de clases, algo que puede resultar un poco confuso para muchas parejas. Algunas se anuncian como clases prenatales, educación prenatal, preparación para el parto, o parto y clases de crianza. Si sientes curiosidad por alguna de estas clases, pregunta sobre lo que incluyen, porque todas ellas tienen títulos muy generales.

Las clases de parto activo han sido muy populares en las últimas décadas. Como Janet Balaskas escribió en su libro *Parto activo* (1992, pág. 1):

El parto activo no es nada nuevo, es sólo una manera práctica de describir un trabajo de parto y un parto normal y el modo en que la mujer se comporta cuando está siguiendo sus propios instintos y la lógica fisiológica de su cuerpo. Es una manera de decir que ella misma está controlando su cuerpo mientras da luz, en lugar de ser el recipiente pasivo de un parto activamente dirigido por los que lo atienden.

Anima a las mujeres a seguir sus instintos naturales, incluidos merodear, utilizar diferentes posiciones como el balanceo pélvico y en cuclillas, o darse una ducha o bañarse. Si la mujer se siente segura y bien acompañada por su *doula* y su pareja, seguirá de manera natural sus instintos. He observado a muchas mujeres en trabajo de parto realizando bellas danzas del vientre, a veces durante horas, completamente inconscientes de lo que estaban haciendo. No eran mujeres que supieran hacer la danza del vientre, sino mujeres que confiaban en el parto y que permitían a sus cuerpos hacerse cargo de la situación y seguir la rítmica danza del nacimiento.

Las clases de HypnoBirthing son igual de mágicas y las recomiendo encarecidamente. Por desgracia, se publicitan clases que aparentan ser lo mismo, lo que crea una gran confusión. Se pueden llamar hipnosis para el parto, relajación para el parto, meditación para el parto, sugestión hipnótica para el parto, tranquilidad para el parto, hipnoterapia para el parto… entre otras cosas. Asegúrate de la experiencia del formador y si tiene algunos testimonios escritos que puedas leer antes de apuntarte. El programa de HypnoBirthing fue diseñado por la hipnoterapeuta Maree Mongan y se ha enseñado durante más de 20 años.

La mujer que realiza HypnoBirthing aprende a aceptar el conocimiento innato de su cuerpo, a relajarse en el proceso de parto, trabajando con su cuerpo y su bebé. Confía en el nacimiento. Quiere que esta experiencia se desarrolle con normalidad y sin interrupciones. Con ello elimina la fatiga y reduce el tiempo del trabajo de parto, que finaliza con una bella y gratificante experiencia de parto para ella, su pareja y su bebé. Estos bebés nacen muy atentos, despiertos y con mucha tranquilidad.

Este programa enseña la fisiología básica del nacimiento y explica el efecto del miedo en el parto. Aprenderás técnicas simples que te conducirán fácilmente a un estado de relajación profunda. Esto permite que los músculos implicados en el parto se relajen por completo, con lo que podrás continuar con tu trabajo de parto y parto con amor y alegría, en lugar de con miedo y ansiedad.

Después de nuestra primera clase de HypnoBirthing, tanto yo como Geoff dimos las gracias por habernos apuntado. Sentí la abrumadora sensación de estar exactamente donde necesitábamos estar y el alivio era casi palpable. Visionar los DVD de HypnoBirthing me abrió los ojos. No sabía que el parto podía ser así. Esto me dio mucha fuerza y tranquilidad emocional. Ahora siento mucha más conexión con mi bebé. Geoff nunca había practicado yoga ni nada parecido, pero le gustó mucho. Ya no siento tanto pánico como antes al trabajo de parto y al parto. Puedo ver que existen herramientas accesibles y técnicas para llevar a cabo un parto feliz, como el que estoy buscando ahora.

EMMA

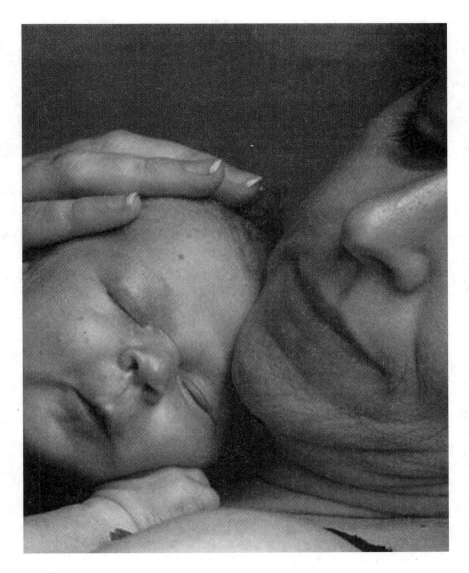

Ciertamente, todos los partos realizados con HypnoBirthing en los que he tenido el privilegio de estar han sido hermosos y tranquilos. Ver a los bebés emerger del canal de parto, a veces dentro del agua, con los ojos abiertos, por completo despiertos, pero relajados, es muy emocionante. Lo miro asombrada, pensando qué buen comienzo de vida que están teniendo estos pequeños.

Nos centramos mucho en el dolor del parto, pero con HypnoBirthing muchas de las mujeres lo describen como una sensación de intensidad o presión y, claro está, otras como una experiencia orgásmica.

» ¿Es una clase independiente? Busca clases independientes, ya que te ofrecerán información más objetiva que en las clases del hospital.

» ¿Qué experiencia tienes? Muchas formadoras son comadronas, algunas son *doulas* o tienen otras habilidades. Es muy importante encontrar a una formadora que tenga experiencia en partos y en el trabajo en hospitales. El número de personas que imparte clases prenatales y que nunca ha estado en un parto, o entrado en una unidad de maternidad, es sorprendente. Obtener información sobre el sistema, cómo funciona y cómo desplazarse por él es crucial.

» ¿Cuántas personas hay en el curso? Cuanto menos, mejor. Muchas clases en los hospitales tienen de 10 a 12 parejas, lo que no permite disponer del tiempo necesario para preguntar o para exponer tus cuestiones.

» ¿Cuál es la filosofía de la clase? ¿Cómo se presenta la información? Busca a una formadora que lo presente de manera divertida y positiva, y que esté dispuesta a contemplar todos los ángulos, no sólo desde un punto de vista personal.

» ¿Ofreces diferentes tipos de clases? Si la respuesta es sí, esto mostrará que ellos se asegurarán que tú sepas las diferentes opciones.

» ¿Puede mi equipo de parto asistir a estas clases? Asegúrate de que puedas llevarlos a las clases. Es muy importante que las nuevas *doulas* asistan a ellas. Esto te convencerá de que todos estáis en el mismo barco.

LAS PRUEBAS DURANTE
EL EMBARAZO

Tienes opciones y elecciones con todas las pruebas durante el embarazo. Muchas mujeres creen que están obligadas a realizarse todas estas pruebas. Te las deben explicar bien, así como las ventajas y los inconvenientes para ti y para tu bebé. La conversación puede ser la siguiente: «Lo que ofrecemos es una ecografía, unos análisis de sangre, criba de streptococcus B, diabetes gestacional, cardiotocografía, etcétera. Si lo aceptas lo realizaremos en la próxima visita. Por favor, dinos lo que hayas decidido cuando llegues». Claro que escucharás sus consejos, sugestiones, los pros y los contras, pero también necesitas llevar a cabo tus propias investigaciones y discutirlas con tu *doula*, que ha de ser capaz de proporcionarte algún tipo de equilibrio para que puedas tomar una decisión más informada en nombre de tu bebé. Normalmente los hospitales quieren que te realices todas estas pruebas y cribajes, ya que así quedan cubiertos desde una perspectiva legal. Recuerda, no estás enferma, no tienes ninguna enfermedad, sólo estás embarazada, es un hecho normal, no un hecho médico.

Habla con tu bebé. Conozco a mujeres que tienen una maravillosa conexión con sus bebés mientras están en el útero y están en sintonía con cómo sus bebés se sienten y si existe algún problema. Sabemos que a los bebés no les gustan las ecografías, ni que les empujen ni les pinchen con la ecografía para despertarles, y se alejan de la aguja cuando se realiza la amniocentesis. Siempre pregúntate lo siguiente: «Si me realizo esta prueba, ¿qué haré con la información?». A veces esta información sólo abre la caja de Pandora. Muchas mujeres me dicen que hubiese sido mejor si no se hubieran realizado las pruebas.

A Miriam, a la que le realizaron el test en la nuca de translúcida para determinar el síndrome de Down porque creyó que era un test rutinario y que no tenía otra opción, le dijeron que tenía una posibilidad entre 800 de tener a un bebé con esta condición. Este resultado no le alivió sus miedos. De hecho, se crearon muchísimos miedos que ella no quería. Se pasó el resto del embarazo preocupándose sobre qué haría si ella era la 1 entre 800... Alguien tenía que ser.

Otras mujeres están satisfechas con las estadísticas, no contemplan la posibilidad y no vuelven a pensar en ello.

Estas mujeres que se sienten positivas con su embarazo y tienen una fuerte conexión con su bebé son generalmente las mismas mujeres que dicen «no, gracias» a los exámenes rutinarios.

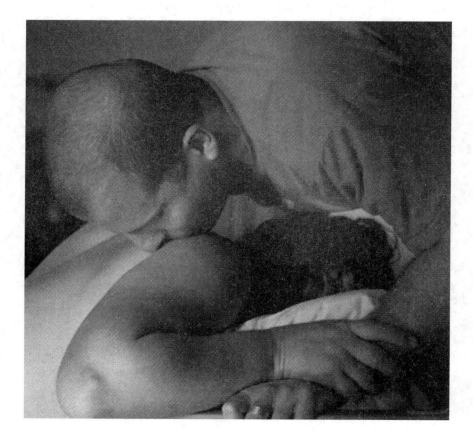

CAPÍTULO 3

El miedo y cómo éste se relaciona con el parto

Normalmente, aunque tengamos evidencias de lo contrario, un gran número de personas que trabajan en los servicios de maternidad, incluso mujeres, continúan aceptando el mito de que el dolor y el sufrimiento son una parte normal del nacimiento. Incluso se llega a advertir, en especial en los hospitales privados, que lo mejor que una mujer puede hacer es depender de los obstetras, los anestesiólogos y la comadrona para ayudarla a pasar por la experiencia del parto. Muchas mujeres necesitan saber que la epidural está siempre a mano, y en muchos hospitales privados realizan sesiones para mostrar las virtudes de la epidural, promoviendo las bondades y los beneficios de esta extraordinaria intervención.

Penny estaba embarazada de 4 semanas y se inscribió en un hospital privado de Sídney. En el hospital la invitaron a que asistiera a una «charla sobre la epidural».

«Era tan ingenua que fui únicamente porque me lo dijeron. El anestesiólogo nos habló sobre las bondades de la epidural. Uno de los beneficios, tal y como él lo presentaba, era que podía estar leyendo revistas durante el trabajo de parto. A diferencia de otras parejas que asistieron a la charla, esta afirmación me pareció muy extraña, ya que yo esperaba tener un parto normal, a poder ser en el agua. Me decidí por no firmar el consentimiento para la epidural y sentí que se estaba riendo de mí, diciéndome que ya nos veríamos en el gran día. Cuando salí, sentí por primera vez que tener un hijo era algo realmente importante, y que necesitaba aprender muchas cosas, muchas más. Encontré unas clases privadas que hablaban positivamente del parto, y que nos proporcionaron a mí y a mi pareja un buen número de recursos, y decidimos buscar otras opciones».

El elemento común en las complicaciones durante el parto es el MIEDO. De hecho, vivimos en una sociedad basada en el miedo.

El nacimiento es un acto normal, no es un acontecimiento médico. Pero las mujeres aceptan que el hospital es el lugar normal donde dar a luz. La mayoría de nosotros vamos al hospital sólo si estamos verdaderamente enfermos o muriéndonos, e incluso en esta situación muchos se lo piensan dos veces. Sería maravilloso si un día tuviéramos un gobierno más avanzado que reconociera el impacto que tiene el alumbramiento en un entorno hospitalario en las familias y creara centros separados para aquellas mujeres que no quisieran tener a sus bebés en casa.

¿DE DÓNDE PROCEDE ESTE MIEDO?

Desde que nacemos estamos condicionados tanto por mensajes positivos como negativos, en forma de sugestiones de los padres, hermanos, profesores, parientes, amigos y de los medios de comunicación. Las sugestiones se encuentran en la raíz de nuestro comportamiento, nuestra autoestima, nuestras motivaciones y todos nuestros éxitos o fracasos. Una continua afirmación de un pensamiento o acción acaba por hacerlo más aceptable, y es más fácil para las siguientes sugestiones de la misma naturaleza ser aceptadas y llevarlas a cabo. Por ejemplo, un niño que ha visto un perro salvaje y se ha asustado puede llegar a tener miedo de todos los perros, incluso aunque no tenga ninguna razón para ello.

Las mujeres que han crecido oyendo historias negativas sobre partos en su familia, que son reforzadas por discusiones sobre complicaciones y procedimientos médicos, además de los consejos de los amigos, se inclinarán en esta dirección y dejarán fuera cualquier posibilidad de un parto tranquilo.

Una vez que una embarazada se da cuenta de que el parto es simple y se rodea del apoyo de personas (como una *doula*) que reafirman esta idea, está más dispuesta a aceptar que ella puede dar a luz según sus propios instintos naturales.

La conexión cuerpo y mente

¿Qué es la mente y dónde está? Científicos del comportamiento han debatido esta cuestión durante muchos años. Es un hecho conocido y bien documentado que los pensamientos y las sensaciones afectan al funcionamiento de todos los sistemas de nuestro cuerpo. Pero la medicina occidental aún promueve la separación del cuerpo y la mente. Se considera que los pensamientos y las sensaciones no tienen ninguna relación con la salud física. Cuando algo no funciona bien en el cuerpo, nuestra cultura todavía promueve el uso de fármacos o de intervenciones quirúrgicas para solucionar el problema.

He presenciado muchos ejemplos de la conexión entre el cuerpo y la mente durante el parto.

Estaba acompañando a una pareja que estaba dando a luz a su primer hijo. Fran puso de manifiesto en nuestros encuentros durante el embarazo que ella y Justin tenían diferentes puntos de vista sobre algunos temas. Culturalmente, existían diferencias, pero ella dijo que él podía llevar bien la cuestión económica. Justin me llamó una noche hacia las diez para preguntarme si podía venir inmediatamente, ya que Fran estaba en el baño y sus contracciones eran cada dos minutos. Cuando llegué, ella estaba en medio del trabajo de parto y experimentaba una gran presión. Ella sentía que el bebé estaba muy cerca. Con amor, apoyo y dándole seguridad saqué a Fran del baño y le pedí a Justin que preparara el vehículo y la canastilla. Fran me dijo que ella no quería ir al hospital con su marido, sino conmigo. En ese momento él se estaba afeitando. Entramos en mi vehículo con Fran estirada en el asiento trasero. Justin nos seguía. Él llegó al centro de nacimientos después de nosotras. Fran estaba sentada en la bañera. Había dilatado completamente. Justin empezó a quejarse de manera ruidosa; quería poner música argumentando que era lo que ella deseaba. En este momento ella quería estar tranquila. Aun así, él encendió la música, hizo algunas llamadas telefónicas, le hizo algunas preguntas, subió las bolsas del vehículo y empezó a invitar a varios miembros de la familia a que vinieran al hospital.

Dos horas después todo seguía igual. Me preguntaba por qué. Habíamos estado allí el tiempo suficiente para tranquilizarse y estaba bastante segura de que se sentía a salvo. La comadrona le insistió en que saliera del baño y que probara la silla de parto. Incluso las comadronas en los centros de nacimiento necesitan seguir los tiempos fijados. Ella dijo que no sentía ninguna urgencia para acostarse o pujar. Justin entraba y salía de la habitación, cambiando constantemente la música para encontrar algo que a ella le gustara. Ella no quería música, no quería oírla. La comadrona estaba muy cerca de su cara, mientras Fran estaba en la silla de parto, intentando convencerla para que pujara. En este momento estábamos solas en la habitación y le pregunté a Fran si le preocupaba algo. Entonces ella me miró a los ojos y me dijo: «No quiero que Justin esté en la habitación cuando dé a luz y no quiero que la comadrona esté delante de mí. Sólo te quiero a ti a mi lado». Hablé con Justin y la comadrona. Esto lo alivió.

Una vez le dije a Fran que Justin respetaría sus deseos y que no estaría en la habitación y que la comadrona le dejaría un poco más de espacio, le pude decir que ya podía dar a luz. Transcurridos veinte minutos ella tuvo a una hermosa niña en sus brazos. Sea lo que fuere lo que ocurriera en su relación con su marido, y obviamente pasaban muchas cosas, era algo que ella necesitaba hacer sólo conmigo, una *doula* en la que confiaba.

Me sorprendo constantemente del poder que tiene la mente sobre el cuerpo durante el trabajo de parto y el alumbramiento. Fran estuvo completamente dilatada durante cuatro horas, y se mantuvo así durante tiempo, hasta que se sintió segura.

Por desgracia, muchas situaciones como ésta conducen a una intervención médica, para salvar a la madre y al hijo. Todo lo que Fran necesitaba era que alguien entendiera que era el miedo lo que la retenía. Afortunadamente, la solución fue simple.

A continuación presentamos otras dos historias fascinantes sobre la conexión mente y cuerpo:

Connie tuvo a su primer hijo en la bañera en una casa de nacimientos. Tuvo una experiencia bonita y tranquila durante el alumbramiento y quiso repetir la experiencia una segunda vez.

Tuvo algunas contracciones durante la tarde, y hacia las 23.30 telefoneó a la casa de nacimientos para hacerles saber que acudiría en poco tiempo. La llamada fue pasada a la sala de partos y la comadrona informó a Connie de que, por desgracia, la comadrona de la casa de nacimientos estaba enferma y no tenía ninguna sustituta. Le dijo a Connie que fuera a la sala de partos. Connie preguntó a qué hora

comenzaba la comadrona del nuevo turno, ya que ella tenía planifica-
do un nacimiento en el agua y no quería que su bebé naciera en una
sala de partos. Le contestaron que hacia las 7.00 del día siguiente.
Connie declinó afectuosamente la oferta de la sala de partos, y le
dijo a la comadrona que esperaría hasta la mañana siguiente. Esta
conversación tuvo lugar cuando ella tenía contracciones regulares.

Connie colgó el teléfono, decidió meterse en la cama y preparó
su mente para dar a luz a la mañana siguiente. Durmió bien, y justo
a las 7.00 empezó a notar fuertes contracciones. Llegamos al centro de nacimientos a las 8.00 y tuvo el bebé a las 8.30 en la bañera.
¡Increíble! No hay que dudar nunca del poder que tiene la mente
sobre el cuerpo.

Jenny estaba también a punto de dar a luz a su segundo hijo en
un hospital privado con un médico privado. Su primer parto
fue altamente medicalizado y, para esta vez, escogió probar con
clases de HypnoBirthing y tener una *doula*. Su ginecólogo nunca
había oído hablar de este método e intentó tranquilizarla diciéndole que el servicio de epidurales era excelente en ese hospital.

Ya era tarde, y el sol bailaba sobre el agua, y Jenny estaba en la
bañera. Alan estaba sentado al borde de la bañera, y yo estaba en
una silla. Estaba todo muy silencioso, muy calmado, como si estu-
viéramos en otro planeta. La única indicación de que ella estaba
avanzando fue cuando se giró de lado, respirando hondo, pero incluso así, de manera muy calmada. Alan me preguntó si yo creía
que ella estaba realmente de parto. Él esperaba que ella gritara,
como la primera vez. Le tranquilicé diciéndole que ella lo estaba
haciendo muy bien y que ya estaba en pleno trabajo de parto. La
joven e inexperimentada comadrona que quería hacer constantemente observaciones se contagió del agradable ambiente de la
sala y empezó a ser menos intrusiva a medida que el parto avanzaba. Hacia las 18.30, la ginecóloga irrumpió en la habitación y
dijo que parecía que el parto no estaba avanzando adecuadamen-

te, pero que iba a darle un poco más de tiempo, ya que necesitaba volver a casa para ayudar a sus hijos con los deberes y darles la cena. ¿A quién le importa?

Después de que se fuera, Alan estaba preocupado, ya que él sabía que Jenny no quería ninguna intervención. Le pregunté a Jenny cómo se sentía, y me dijo que notaba mucha presión en la zona alrededor del ano, y también que estaba un poco preocupada de que la ginecóloga pensara que el parto no estaba avanzando. Tuve que eliminar los comentarios negativos y las desinformaciones que habían oído, tranquilizando a ambos. A Jenny le volvieron las contracciones rítmicas otra vez. En la última media hora había ido al baño un par de veces (esto es siempre un signo de que el bebé está cerca). Necesitó ir al baño una tercera vez. Esta vez no abandoné la habitación, pero dejé la puerta entreabierta. Ella dijo tranquilamente que la cabeza del bebé ya estaba allí y que si le podía pasar el taburete de parto (las mujeres de HypnoBirthing son siempre muy educadas). Ella pasó del baño al taburete de nacimiento justo cuando la comadrona entraba en la habitación. Jenny estaba muy concentrada en su parto y, por suerte, no se dio cuenta del susto de la comadrona, ya que estaba preocupada y no llevaba con ella todo el equipo y el doctor no estaba presente. El bebé nació en la siguiente contracción y Jenny y Alan lo acogieron cuidadosamente, y Alan lo colocó en los brazos de ella. Un bebé tan calmado, tan tranquilo, tan despierto...

La puerta se abrió con bastante fuerza y apareció la ginecóloga. «¿Qué pasa? —preguntó—. Cuando os dejé hace una hora no había ningún signo de que el bebé estuviera cerca». La doctora y la comadrona se apresuraron a preparar la cama para sacar la placenta. Encendieron las luces, aparecieron sábanas de plástico y levantaron la cama hasta la altura que más le convenía a la doctora. Jenny estaba aún en el taburete de partos, en la oscuridad del baño con el bebé entre sus brazos. Tenía un cuenco entre sus piernas. Mientras toda la actividad estaba teniendo lugar, le susurré al oído: «Ahora es un buen momento para expulsar tu placenta», y así salió la placenta, cayendo suavemente sobre el cuenco. Estaba tan emocionada con su experiencia de parto, tan abrumada con lo mucho que había disfrutado que había evitado cualquier intervención médica. La ginecóloga no se lo podía creer, diciendo que nunca había visto un parto tan silencioso. Me llamó unas cuantas semanas después para que me reuniera con ella para que le contase más cosas sobre el HypnoBirthing.®.

Una vez entendido esto, cuando la mente se siente libre del miedo y estrés que causa que el cuerpo responda con dolor, la naturaleza está libre para llevar a cabo un nacimiento de la misma acertada manera que lo hace con otras funciones psicológicas del cuerpo.

Todos los mamíferos, incluidos los humanos, comparten las mismas necesidades básicas cuando dan a luz. En la naturaleza, una hembra mamífera que está de parto no puede dar a luz si hay depredadores alrededor. Gracias a la liberación de adrenalina, que está asociada con el miedo, ella puede luchar o escapar. Dará a luz cuando el peligro pase y se sienta a salvo, y baje el nivel de su adrenalina.

A través de la historia, las mujeres han preferido dar a luz al lado de sus madres, o con alguien de confianza, madres con experiencia con las que se sentían seguras. Eran las comadronas. Las comadronas fueron originalmente la figura materna. En un mundo ideal, nuestra madre es la persona con la que nos tendríamos que sentir a salvo, la persona que no nos juzga. Ojalá hubiera llegado a nuestros tiempos la figura de la comadrona. Por desgracia, la comadrona se ha convertido en un miembro anónimo de una institución, en parte del equipo médico, atada a las directrices de las instituciones y a los protocolos. El foco de la *doula*, por otra parte, está centrado en las necesidades de la mujer, y en ser su abogada y asegurarse de que está teniendo la experiencia que ella desea.

Cuando los hombres empezaron a estar presentes durante el nacimiento de sus hijos a finales de la década de 1960, su miedo se contagiaba a su pareja. El miedo se contagia rápidamente.

El autor Michel Odent, conocido como el «ginecólogo francés», es reconocido por la introducción de bañeras de parto y salas de parto decoradas como casas, y es autor de numerosos libros; asimismo, explica cómo la mayor parte de las mujeres de hoy en día tienen a sus bebés sin tener en cuenta sus hormonas naturales. Muchas de las que dan a luz vaginalmente toman medicamentos que bloquean la liberación de las hormonas naturales. Cuando a una mujer se le administra oxitocina sintética vía intravenosa, se inhibe la liberación de esta hormona, liberada de manera natural por la glándula pituitaria. Este producto no llega al cerebro y no tiene el efecto de «la hormona del amor». Es por este motivo que es muy importante informar a las mujeres sobre los efectos del uso de la oxitocina sintética (syntocinon), porque en muchos casos se administra de manera rutinaria en el tercer estadio (la salida de la placenta). Esto quiere decir que la liberación de la hormona del amor queda bloqueada justo después del nacimiento del bebé, exactamente cuando más se necesita.

Hay que recordar que las mujeres que tienen miedo segregan las hormonas que retrasan o inhiben el nacimiento. Las que no lo tienen poseen más probabilidades de segregar en abundacia las hormonas que hacen posible el trabajo de parto y más fácil y agradable el alumbramiento incluso orgásmico.

Existe preocupación en nuestra sociedad, ya que han pasado varias generaciones de mujeres dando a luz sin segregar el flujo de las «hormonas del amor».

¡DOLOR: UNA PALABRA DE CINCO LETRAS!

¿Qué es lo que las mujeres temen más?

¡EL DOLOR!

Incluso antes de que la mujer conciba, seguramente ya ha escuchado numerosas historias sobre cuán doloroso es el parto, ya sea de otras mujeres de la familia o de amigas. La mujer crece con esta convicción bien grabada, lo que hace comprensible que resulte difícil cambiar su manera de pensar.

Ya en el año 1942 el doctor Grantly Dick-Read acuñó las palabras «miedo-tensión-síndrome del dolor». Afirma en su libro *Childbirth without Fear* (2005):

> *El miedo al dolor produce dolor real a través de las tensiones patológicas. Es conocido como el «miedo-tensión-síndrome del dolor», y una vez establecido se observará un círculo vicioso que irá a más; por el dolor real, el miedo está justificado, y cada vez que se incrementa el miedo, la resistencia se refuerza. La principal causa del dolor en un parto normal es el miedo.*

Este libro, que se ha vuelto a imprimir varias veces en los últimos años, es una mirada fascinante hacia el parto natural. Fue escrito en un tiempo en que aún no se conocían las endorfinas, el concepto moderno de comadrona aún no existía y las *doulas* tampoco existían tal y como las conocemos en la actualidad, y las mujeres ya habían aprendido a temer al parto. Este libro es posiblemente el primer activista a favor del nacimiento infantil.

Muchos de los programas de educación prenatal centrados en el dolor enseñan métodos para alejar la atención del dolor y que las mujeres no se den cuenta de él. Estas técnicas de distracción muchas veces hacen que las mujeres se agoten rápidamente, ya que también taconean, estrujan bolas antiestrés o vocalizan en voz alta. La teoría que subyace es que, si la mujer puede identificar el nivel de dolor, su severidad y su frecuencia, será más fácil que determine dónde está en el proceso del parto y qué técnicas utilizar para seguir adelante. A través de mis muchos años como comadrona, he aprendido a asociar ciertos comportamientos con el grado de dilatación cervical. Me enseñaron a escuchar gritos como signo de transición. En muchos hospitales este criterio no ha cambiado. Muchos ven el dolor como un amigo inevitable, pero útil, que puede ser tolerado, se puede trabajar con él y aprender. Incluso hay quienes reverencian el dolor durante el parto, al verlo como un vehículo a través del cual lograr el poder de la feminidad. Se ha sugerido que aprendemos a honrar el dolor como lo hacen las otras especies, para fortalecernos y construir nuestro carácter. Estos programas se basan en que, como el dolor debe tener algún propósito, hay que racionalizarlo y acomodarlo de alguna manera. Para la mayoría de las mujeres, éstos no son argumentos convincentes: aceptando la creencia de que es necesario crear exactamente la misma situación que queremos evitar.

No existe ninguna razón fisiológica para que exista dolor durante el parto. De todas maneras, los hospitales a menudo proporcionan un cóctel de fármacos de los que la mujer embarazada no puede escapar. Éstos se le ofrecen no como la última opción durante el trabajo de parto, sino como un menú, incluso presentado durante las clases de preparación al parto, por lo que esta decisión puede ser tomada mucho antes del día del parto. También se presentan de manera que las mujeres crean que estos fármacos no traspasarán la placenta. Nadie les dice que la placenta no tiene barreras. Llegan al día del parto creyendo que su cuerpo no se podrá adaptar, pero que podrán dar a luz gracias a los fármacos y a la tecnología, incluso cuando estas intervenciones las conducen bien lejos de lo que es un parto normal y sencillo para sus bebés.

¿Qué es lo que causa dolor?

¡EL MIEDO!

Para entender qué es lo que causa dolor en el parto, tenemos que ver cómo funciona el útero cuando una mujer no tiene miedo y ha resuelto todas sus ansiedades. El útero es el órgano mejor diseñado del cuerpo. Por lo que respecta al miedo, nos centraremos en las capas musculares, que están diseñadas para trabajar en perfecta armonía.

Existen tres capas en el músculo del útero. Hay una capa exterior, que consiste en músculos longitudinales, alineados de arriba abajo con el bebé. La capa media está compuesta de fibras en todas direcciones, firmemente entrelazadas, para soportar los vasos sanguíneos. Después existen las fibras musculares circulares, que van en horizontal y envuelven al bebé. Éstas son más delgadas en la parte baja del útero, justo encima de la abertura del mismo, llamada cérvix. Para que esta salida pueda abrirse y permitir la salida fácilmente al bebé del útero y por el canal de parto, estos músculos inferiores finos deben relajarse y estirarse.

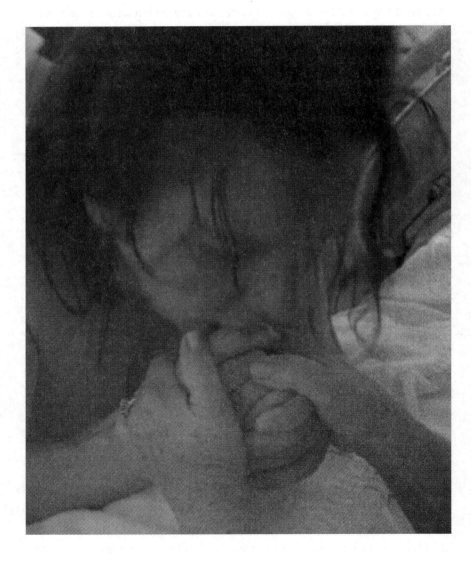

Cuando las fibras longitudinales fuertes, concentradas en la parte superior del útero, se tensan y preparan los músculos relajados circulares en el cuello del útero, causan que los lados del cérvix poco a poco se tornen más finos y se abran. Se asemeja a unas oleadas, en que los músculos largos se acortan y flexionan para impulsar al bebé hacia abajo. Cuando la mujer está relajada, estos músculos trabajan en armonía. La oleada de los músculos verticales se detiene, se dobla y empuja hacia abajo. Los músculos circulares se relajan y retroceden para permitir que esto suceda. El cérvix cada vez está más fino y se abre, y el parto ocurre de manera fácil.

¿Qué sucede cuando la mujer tiene miedo? Cuando la mujer empieza el parto sin haber resuelto sus miedos y su ansiedad, su cuerpo se pone a la defensiva segregando catecolaminas (hormonas del estrés), que ponen al cuerpo en un estado de respuesta de «lucha, huida o parálisis». Dado que lucha y huida no son opciones durante el parto, el cuerpo escoge la tercera opción, la respuesta de parálisis.

El útero no forma parte del mecanismo de defensa del cuerpo y por eso la sangre es dirigida a otras partes del mismo que sí que forman parte de ese mecanismo, generalmente las extremidades. Esto causa que los grandes vasos sanguíneos que van al útero se tensen y se contraigan, cosa que reduce el flujo de sangre y de oxígeno. Con el oxígeno limitado en la sangre, que es vital para que los músculos del útero funcionen de manera correcta, las fibras circulares inferiores en el cuello del útero se contraen y se estrechan, en lugar de relajarse y abrirse. Los músculos verticales continúan intentando tirar hacia arriba a los músculos circulares, pero los músculos inferiores se resisten, y el cérvix permanece tenso y cerrado.

Cuando estas dos capas de músculos trabajan una contra la otra, causa dolor. La cabeza del bebé empuja contra un músculo muy tenso, el parto es largo y el oxígeno que le llega al niño lo pone en peligro, y éste puede ser precisamente el diagnóstico que hace el personal del hospital de que «el parto no avanza», diagnóstico que precede a la intervención médica. Pero la mujer en esta situación no necesita ninguna intervención, sólo precisa sentirse segura y apoyada. Precisa tiempo para restablecer la confianza en su habilidad de dar a luz de manera natural.

¿QUÉ SUCEDE CUANDO LA MENTE ESTÁ LIBRE DE MIEDO?

Hemos visto qué sucede cuando la mente está llena de miedo y estrés y cómo puede interrumpir la habilidad del cuerpo de lar a luz de una manera natural. Cuando la mente está libre de miedo, a través de pensamientos positivos, relajación y respiración controlada, ocurre todo lo contrario. La mente y el cuerpo trabajan mejor cuando los dos están en armonía. Reconocer los propios miedos y ser capaz de liberarlos es esencial para tener un parto tranquilo para ti y para tu bebé.

Los amigos y la familia me ven como un ejemplo de alguien con un bajo umbral de dolor. Sin embargo, después de un largo y difícil parto que culminó en una epidural en mi primer hijo, no estaba muy segura de si realmente sería capaz de tener a mi segundo hijo en un parto sin medicamentos y preferiblemente bajo el agua. Me puse en contacto con Susan cuando el embarazo ya estaba muy adelantado, después de meses de dudas y angustias, y fue la mejor decisión que tomé.

Es difícil de explicar el poder de tener a alguien tan fuerte, centrada, experimentada y tranquila durante las intensidades del parto, apoyando tus decisiones, sugiriendo técnicas de gran ayuda, y recordándote tus propias habilidades y capacidades. Susan y yo nos encontramos varias veces antes del nacimiento y trabajamos juntas mi falta de confianza y mi miedo, que eran el resultado de mi primer parto. Ella me tranquilizaba y era muy empática, y, al mismo tiempo, clara y sensata.

Después de un largo trabajo de parto en casa, durante el cual mi marido y yo hablamos varias veces con Susan, nos encontramos en el centro de nacimientos. Me desanimé cuando me di cuenta de que habíamos ido muy pronto y que no estaba muy dilatada. Susan estaba calmada y me daba ánimos. Su ayuda a la hora de superar este golpe inicial a mi seguridad fue muy importante. Mi marido estaba traumatizado de la misma manera por el primer parto y él también necesitaba ánimos.

Susan sabía que me relajaba mucho estar en la bañera y me ayudaba en el trabajo de parto. Después de unas siete horas en el centro de nacimientos, dándome muchos ánimos y recordándome amablemente que respirara, que me concentrara y que me relajara, Rosalie salió fuerte, calmada y despierta, y se puso a mamar de inmediato.

Su atención parecía en realidad un milagro, en contraste con la flacidez de mi primer hijo después de la meperidina y la epidural. Es una gratificación indescriptible conseguir tus objetivos de un parto ideal para ti y también para tu bebé y tener en todo momento el máximo control de tu parto.

Para mí, este nacimiento natural en el agua fue un gran logro que será un factor importante en mi imagen personal toda la vida. Pero no pienso que hubiera tenido la concentración de hacerlo sin la ayuda de Susan. Le estaré eternamente agradecida.

Phyllis Klaus, escritor y psicólogo, afirma: «Cuando una mujer no recibe apoyo constante y no se siente segura, entra en un estado de miedo, y con él segrega las hormonas del estrés que lo tensan todo, y el cerebro lo percibe como dolor».

Una *doula* está experimentada para reconocer esta situación, y tiene las herramientas para ser capaz de ganar tiempo y poder trabajar con la mujer que está de parto, haciendo cambios y eliminando cualquier estrés que pueda interferir en su relajación. Si se permite que el cuerpo trabaje a su propio ritmo utilizando la relajación y la visualización, se puede acelerar la segregación de endorfinas y facilitar y reducir el parto.

» Identifica cualquier sentimiento o experiencia dolorosa que pueda interferir en un parto tranquilo.

» Piensa en algo que te haga sentir segura y en qué es lo que necesitas trabajar.

» Haz una lista con todos tus miedos, que tu pareja haga lo mismo con sus miedos y después comparad las notas. Te sorprenderás al saber qué es lo que el otro piensa.

» Apúntate a un curso de HypnoBirthing o a alguno de relajación o meditación o cualquier otro tipo de curso en que se tenga un pensamiento positivo.

» Busca a una *doula* en la que confíes y con la que te sientas bien para poder hablar de tus miedos. Cuanto más explores en los pensamientos que puedan tener un impacto negativo en tu embarazo y parto, mucho mejor.

» Escucha afirmaciones positivas de partos tranquilos y agradables cada día.

» Visualiza un bonito parto y el momento en que conocerás a tu bebé.

» No escuches historias de malas experiencias, no las mires y, lo más importante, no te las creas.

Recuerda, es tu embarazo, tu parto y tu bebé y tú eres la mejor planificadora de este evento.

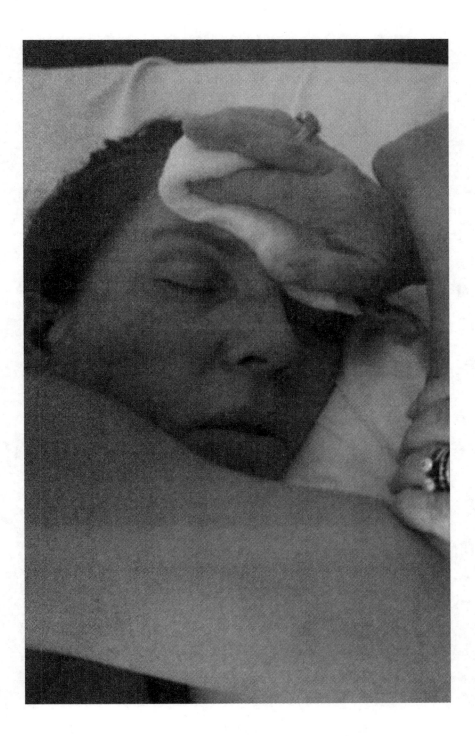

CAPÍTULO 4

Hormonas. Déjalas fluir

La madre naturaleza nos proporciona un exquisito cóctel de hormonas durante el parto que nos aleja del estado mental normal, por lo que te puedes transformar en cada nivel de tu viaje hacia el alumbramiento y la maternidad. Las mujeres que se sienten seguras y bien apoyadas y que experimentan esta milagrosa experiencia a veces describen el parto como si de un estado de «éxtasis» se tratara, «siendo transportadas a otro planeta», «entrando en un bello lugar de mi mente» e incluso como una experiencia «orgásmica». Esto es posible en todas aquellas mujeres que confían en el parto, que creen en ellas mismas y que tienen el apoyo necesario.

EL SISTEMA HORMONAL SE ACTIVA DURANTE EL TRABAJO DE PARTO Y EL PARTO

Las cuatro hormonas principales que se activan durante el parto son:

1. **La oxitocina, la hormona del amor.** Se libera durante las relaciones sexuales, con los orgasmos, durante el parto y la lactancia, provocando sentimientos de amor. Es una hormona crucial que se encuentra presente en la reproducción, en la eyaculación y, especialmente, en el «reflejo de expulsión fetal en el nacimiento» (un término acuñado por Michel Odent, que describe las fuertes contracciones al final de un parto tranquilo, que hacen que el bebé salga rápidamente y con facilidad). La oxitocina está también presente en el reflejo de expulsión de la placenta y en el de secreción de la leche durante la lactancia. Durante el embarazo se segregan grandes cantidades de oxitocina, lo que potencia la absorción de los nutrientes, reduce el estrés y conserva la energía. También provoca las contracciones uterinas rítmicas durante el parto. El bebé causa que se incremente la cantidad de esta hormona durante el parto, y así, en el instante inmediatamente posterior a la salida del bebé, madre e hijo están bañados en hormonas. La producción de oxitocina mejora con el contacto piel con piel, mirando fijamente a los ojos del otro y realizando los primeros intentos de succión.

2. **Betaendorfinas, un sedante natural.** Las betaendorfinas tienen propiedades similares a la morfina o a la heroína. Se puede llegar a altos niveles durante el sexo, el embarazo, el parto y la lactancia. También es una hormona del estrés, que se libera en condiciones de dolor, actuando como un analgésico y, al igual que otras hormonas del estrés, inhibe el sistema inmunológico. Como los demás sedantes adictivos, las betaendorfinas inducen sensaciones de placer, euforia y dependencia. Los niveles son altos durante el embarazo y aumentan

durante el parto, lo que le permite a la mujer entrar en un estado alterado de conciencia que podemos ver en partos tranquilos, en que no se molesta a la madre.

3. **Catecolaminas, las hormonas del «lucha o huye».** Estas hormonas son segregadas por las glándulas adrenales, que están situadas encima de los riñones, como respuesta a situaciones de estrés, como pueden ser la ansiedad, el miedo, la rabia o el frío, y también por el nerviosismo. Altos niveles de catecolaminas durante el parto inhiben la producción de oxitocina, ralentizando de este modo o incluso llegando a detener el parto. También reduce el flujo sanguíneo hacia el útero y el bebé. Resulta útil para los animales en la naturaleza cuando se encuentran con un depredador durante el parto, ya que activa su respuesta de lucha o huida y desvía la sangre hacia las extremidades para poder huir para ponerse a salvo. En los humanos, la secreción de altos niveles de catecolaminas durante el parto se asocia con un parto largo y estresante para el bebé. En un parto tranquilo, cuando el nacimiento es inminente, estas hormonas actúan de manera diferente. Hay un súbito incremento en los niveles de catecolaminas, en especial de noradrenalina, que activa el reflejo de expulsión fetal. La madre experimenta una súbita avalancha de energía poniéndose muy alerta, alumbrando al bebé rápida y fácilmente. Estos altos niveles en el nacimiento aseguran el estado de alerta en el bebé. El bebé que tiene un contacto inmediato con la madre provocará que estos niveles desciendan.

4. **Prolactina, conocida como la hormona de la maternidad, ya que es la principal hormona involucrada en la lactancia.** Los niveles de prolactina aumentan durante el embarazo, aunque la producción de leche es inhibida hormonalmente hasta la expulsión de la placenta. Los niveles disminuyen durante el trabajo de parto, y suben y llegan a la cima con el parto. La prolactina es la hormona de la entrega o sumisión, asegurando de esta manera que la madre antepone las necesidades del bebé a las suyas propias.

CÓMO AFECTA A LA SECRECIÓN DE HORMONAS EL AMBIENTE DURANTE EL PARTO

Para permitir la liberación de este complejo cóctel de hormonas se tienen que dar tres importantes factores ambientes. Para empezar, la mujer necesita sentirse segura en su entorno. Precisa estar en un lugar acogedor (si está en un hospital) en el que se pueda llevar de casa las cosas que desee y disponer la habitación de la manera que crea más conveniente. Segundo paso: la mujer necesita sentirse plenamente apoyada. Tener una *doula* a la que conoce a nivel personal y que sabe lo que desea para su parto es una gran ventaja. Una *doula* puede transmitir cualquier tipo de preferencia de parto al personal sanitario de manera que la mujer no sea molestada en ningún sentido. Muchas mujeres también necesitan saber que sus parejas están bien cuidadas y que él no está preocupado excesivamente por ella o por el bebé. Tercer paso: la *doula* tiene que preparar el entorno para crear un escenario propicio para que tenga lugar un parto tranquilo. La habitación necesita estar ligeramente iluminada; además, debe ser tranquila y privada.

Recuerda que tener un bebé tiene muchas similitudes con el acto de engendrarlo: las mismas hormonas, los mismos sonidos, las mismas partes del cuerpo y la misma necesidad de sentirse segura y a solas. Piensa en el entorno en el que darás a luz. ¿Harías el amor en esas condiciones?

¿QUÉ OTROS FACTORES INTERFIEREN EN EL PARTO?

Además del entorno inadecuado, las dos principales contribuciones que dificultan el parto son el estrés y las palabras que se dicen, y cómo se dicen, a las mujeres durante el trabajo de parto y el alumbramiento.

El estrés

Cuando se producen las hormonas del estrés, bloquean la segregación de oxitocina. El estrés tiene varios desencadenantes durante el trabajo de parto y el alumbramiento. Ser llevada de la casa al centro hospitalario puede ser motivo de estrés, causado por el nuevo entorno, por las nuevas caras y una energía diferente, y éste es el motivo por el cual a veces se interrumpe el trabajo de parto cuando la mujer llega al hospital. Si la mujer se siente insegura, puede inducir estrés (algunas mujeres, muchas veces las que están mal preparadas, encuentran el poder del trabajo de parto muy confrontador y se sienten asustadas por lo que su cuerpo está experimentando). Ser observada o monitorizada es otro desencadenante del estrés. Las mujeres no necesitan estar constantemente observadas durante el parto. No precisan a alguien que se siente frente a ellas con una carpeta y un reloj en la mano, contando las contracciones y haciendo preguntas durante el parto. Si la *doula* ha estado en casa con la mujer durante el trabajo de parto, ella misma puede responder a todas las preguntas y dar a la comadrona un escenario claro de todo lo que ha sucedido, realizando de esta manera todos los trámites y papeleos correspondientes, sin molestar a la mujer, que está en medio de su parto.

Mi regla de oro para todas las personas presentes en un parto es «Cuando dudes, no digas nada». Las mujeres son muy sensibles a lo que les dicen, no sólo durante el embarazo, sino también durante el trabajo de parto y el nacimiento del bebé. Si la mujer necesita que le digan algo, las palabras han de ser siempre positivas y esperanzadoras, y deben venir de gente en la que ella confía, ya sea su pareja o su *doula*. Si alguna enfermera necesita preguntar algo, primero debe preguntarle a la *doula* y a la pareja de la mujer. Si la mujer que está en trabajo de parto necesita tomar alguna decisión, entonces su *doula* y su pareja son las mejores personas para presentarle las diferentes opciones.

Todos estos factores, en especial en ambientes no familiares y con la presencia de un «observador», causan estrés e interrumpen el parto en los mamíferos.

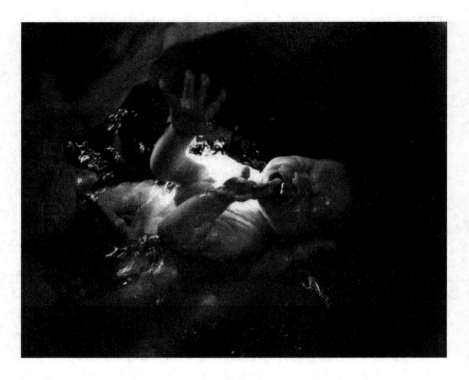

Cuando estudiaba para ser comadrona en un gran centro médico de Sídney, me di cuenta de que no estaba disfrutando con mi formación. No supe por qué hasta la mitad del curso, cuando una pareja se presentó en la sala de partos (ahora llamada suite de partos) y la mujer apareció de pronto en lo que parecía un parto inminente. Era una mujer bajita con un compañero muy alto a quien ella se aferraba. La comadrona encargada de la sala de partos, una especie de dragón que aterrorizaba a todo aquel que se le acercaba, estaba furiosa de que el futuro padre hubiera entrado en la zona reservada sólo para mujeres. Era el año 1972, y lentamente se iba permitiendo a los padres que estuvieran presentes en el nacimiento de sus hijos, pero necesitaban un permiso por escrito del ginecólogo para poder estar allí. Cuando la comadrona les miró furiosa echando espumarajos por la boca, el marido con rapidez se metió la mano en el bolsillo y le entregó a la comadrona la carta de permiso arrugada. Durante este intercambio, la mujer estaba pegada a su pareja, rugiendo por la fuerza de las contracciones.

Sólo era una estudiante, rondando y esperando instrucciones sobre qué hacer con esta pareja. Incluso yo estaba aterrorizada por los modales de la comadrona y sentía que ella podía explotar de rabia en cualquier momento.

La comadrona miró de arriba abajo al padre, desdobló la carta y la hizo pedazos sin dejar de mirarle. «A partir de ahora no tienes ningún permiso para estar en mi sala de partos», le dijo el dragón, y lo mandó rápidamente a la sala de espera de padres fumadores (sí, aún había salas de fumadores en los hospitales en el año 1972, difícil de entender hoy en día). Me quedé horrorizada. La mujer también estaba horrorizada y muy, muy enfadada. Al padre se le intimidó totalmente. El proceso de parto de la mujer cesó. Intentaron una inducción médica, pero no hubo ninguna contracción. Le tuvieron que practicar una cesárea de urgencia debido a una «interrupción del parto».

Cuando ocurrió esto, me di cuenta perfectamente de que algo iba mal en este sistema. No tendríamos que tratar a las mujeres de esta manera. Era el sistema el que no me gustó, no el hecho de ser comadrona.

Siguiendo con mi formación, me trasladé a un pequeño hospital regional de Nueva Gales del Sur. Fue allí donde me enamoré de ser comadrona. Las mujeres de la zona me enseñaron que no hacía falta interferir durante el parto.

Las mujeres que están a punto de parir sólo necesitan una habitación, estar a solas y sentirse seguras. Me enseñaron lo simple que podía llegar a ser un parto. Me costó mucho tiempo entender el poder de no intervenir, aprender a confiar en la mujer y en la capacidad del cuerpo de dar a luz. Aquí fue donde realmente aprendí sobre el parto.

Las palabras

Las palabras que se le dicen a una mujer durante el embarazo y, en particular, durante el trabajo de parto y el parto en sí pueden interferir con el flujo libre de las hormonas. Joanne, a las 37 semanas, conoció a una nueva comadrona en su cita clínica.

Ella le explicó a la comadrona que había seguido las clases de HypnoBirthing y que estaba practicando la respiración y la relajación, puesto que eso era lo que quería utilizar durante el trabajo de parto y el expulsivo. Joanne estaba muy entusiasmada de poder compartir esta información vital para ella. La comadrona respondió: «Será interesante, ya que nunca vi que funcionara. Espera y verás». La arrogancia de estas palabras está más allá de lo creíble. La *doula* de Joanne la tranquilizó diciéndole que estaba en el camino correcto y que estaba encaminándose ciertamente hacia un hermoso parto.

Las *doulas* pasan gran parte de su tiempo deshaciendo los efectos secundarios de las duras y dañinas palabras que dicen los propios profesionales de la salud. Éste es el mejor día en la vida de una mujer. Es el día del nacimiento de su bebé, y eso es motivo de celebración, no un tiempo de sufrimiento.

Sally, mientras descansaba tranquilamente en el baño durante el plácido trabajo de parto, estaba contrariada por el cambio de turno, y cuando llegó la nueva comadrona, se sentó en la esquina de la bañera y dijo que necesitaba saber exactamente en qué parte del proceso de parto estaba Sally, y que, por favor, le dijera su nivel de dolor en una escala del 1 al 10. Esto ocurrió cuando la *doula* salió de la habitación para ir al baño. Afortunadamente, la *doula* fue capaz de ayudar a Sally a pesar de este comentario y a animarla a que continuara con su relajación anterior. La *doula* fue capaz de mostrar a la comadrona el plan de nacimiento de Sally y explicarle lo que ella quería.

Simon dijo durante una clase de preparación al parto que él y su pareja querían tener a su bebé en el agua. Se habían inscrito en un hospital privado y tenían a un ginecólogo privado. Este hospital tenía un índice de cesáreas del 54 % (la Organización Mundial de la Salud recomienda un 15 %) y uno del 89 % en el uso de la epidural. Durante una visita al hospital para ver las salas y las habitaciones, Simon comentó que les gustaba la bañera grande, y el ginecólogo les dijo que tener un bebé en el agua era «una gran cosa». Pero olvidó mencionar que, no obstante, el hospital no «permitía» los partos en el agua, ya que no tenían una póliza para el parto en el agua y que nunca habían realizado un parto así. Ciertamente, el camino correcto para el ginecólogo hubiera sido dirigir a esta pareja hacia un centro con comadronas especializadas en partos en el agua. Con un índice de uso de la epidural tan elevado, no había lugar en el hospital para partos naturales, ¡y mucho menos en el agua! Esta pareja quedó muy impactada cuando se enteraron de que no podían tener a su bebé en el agua. Después de repasar los hechos durante la semana, regresaron a casa incrédulos. Se sentían engañados.

La pareja de Simon estaba ya de 36 semanas y era demasiado tarde para cambiar de profesionales de la salud, por lo que recurrieron a una *doula* para que les ayudara a repensar su plan de parto y centrarse en tener un parto normal. Por lo menos tuvieron tiempo para prepararse. Si la pareja de Simon hubiera ingresado en el hospital creyendo que iba a tener un parto en el agua, sólo por el hecho de haberle informado el mismo día de que esto no era posible, hubiera segregado muchísimas catecolaminas, las hormonas del estrés, que no son del todo deseables durante el parto.

A continuación se explica una extraordinaria historia de confianza y convicción. Alicia y yo nos conocimos cuando yo estaba presentando el documental *El negocio de nacer*. Espero que su historia te anime a hacerte preguntas y a continuar buscando hasta que encuentres al profesional adecuado y la ayuda necesaria. Escucha siempre lo que te dice tu interior, lo que tienes en mente, y rodéate de gente que piense como tú. Durante el embarazo es muy fácil que te convenzan para que sigas un camino diferente del que deseas. A las mujeres les suelen argumentar cosas muy convincentes para ello, y no hay nada más convincente que «éste es el camino más seguro para tu bebé».

Gracias de nuevo por tranquilizarme hace dos años diciéndome que era perfectamente capaz de tener un parto vaginal después de haberme practicado una cesárea. Estoy segura de que sin sus palabras alentadoras nunca hubiera luchado por lo que era realmente mío. Quiero compartir mi historia de parto con usted:

Aprender a confiar... La historia del parto de Sage empieza en junio de 2005, cuando tuve mi primer embarazo ectópico. Me quedé desconsolada cuando perdí a mi primer bebé, y aún más cuando, tres meses después, perdí a mi segundo hijo en un embarazo ectópico cornual, que rompió y dañó la parte superior derecha de mi útero.

Cuando me quedé embarazada de Jedd estaba muy contenta de que estuviera colocada en el lugar adecuado. Sin embargo, la alegría duró poco, y me quedé destrozada cuando el ginecólogo me dijo que tanto yo como mi bebé podíamos morir si se llevaba a cabo un parto natural, y que la cesárea era mi única opción. Debido a los embarazos ectópicos, perdí la esperanza en que mi cuerpo pudiera funcionar «con normalidad», así que acepté la cesárea.

Jadd nació de manera segura en mayo de 2007, pero estuve mucho tiempo preguntándome constantemente por la necesidad de este parto no natural. El bebé estaba sano y vivo, y eso es lo que toda madre quiere, ¿verdad? No. Había algo que faltaba, algo muy importante.

Fue entonces cuando vi el documental *El negocio de nacer*, y resurgieron mis sueños y esperanzas de tener un parto natural en el agua. Empecé a realizar una investigación atrasada sobre las oportunidades reales de tener un parto normal después de un embarazo ectópico cornual, y me sorprendí cuando descubrí que no había investigaciones médicas que indicaran que era inseguro. ¿Por qué, entonces, mi ginecólogo me aconsejó una cesárea para Jedd?

Había oído cosas sobre los partos vaginales después de una cesárea, y cuando descubrimos que estaba embarazada de nuevo, decidí que quería probar otra vez el esperado parto natural que tanto deseaba. Como sabía que mi mejor oportunidad de tener un parto exitoso después de una cesárea era estando en casa, empecé a buscar una comadrona y comenzamos a quedar para las revisiones. Era magnífico poder estar en casa durante sus visitas, ya que podía organizar las visitas durante la siesta de Jedd, y así ellos también se iban conociendo mejor. ¡Sólo pensar en llevar a un niño pequeño al hospital para las visitas prenatales ya me subía la presión!

Hacia las 36 semanas, decidí contratar a Michelle como mi *doula*, una de mis mejores decisiones. Michelle fue como la guardiana de mi lugar de parto en las últimas semanas de mi embarazo, y durante las largas horas del baile del nacimiento. Me concedió mucho de su tiempo, algo que siempre le agradeceré.

A pesar de haberme preparado para un embarazo de 42 o 43 semanas, en secreto deseaba que mi bebé llegara antes. Tuve tres sesiones de acupuntura durante la semana, y hacia el final del último tratamiento, mi instinto me dijo que en breve conocería a mi bebé.

El nacimiento... Grant y yo estábamos disfrutando de algún tiempo juntos la noche del viernes cuando me di cuenta de que tenía contracciones. Eran las nueve de la noche. Pensé que era una buena idea irme a la cama, y hacia las diez, Grand y yo nos acostamos para poder descansar un poco antes de que todo empezara. Dormí unas dos horas con una bolsa de agua caliente en la espalda. Grant me la calentó de nuevo a medianoche y pude dormir otras dos horas. Hacia las dos de la madrugada no podía dormir debido a las contracciones y decidí levantarme de la cama y empezar a prepararme para conocer a mi bebé.

Durante las siguientes horas estuve sentada, de pie, me balanceé, anduve y caminé como un pato. Cuando me venía una contracción, la visualizaba como si fuese una ola. Me imaginaba las olas llegando a la orilla, sintiendo el agua fría durante algunos instantes y entonces sentir el agua alejarse de mis pies de vuelta al mar. Esta visualización me calmaba instantáneamente, y hacía que las contracciones fueran más suaves para poder respirar y así poder localizar el momento en que el agua fría tocaba mis pies y me hacía atrapar mi respiración con rapidez.

Llegó Michelle en medio de mis respiraciones y se sentó en el sofá. Como Michelle me aseguraba que todo estaba progresando muy bien, su presencia me calmaba y me reconfortaba. Ella y Grant se pusieron de acuerdo para llevar a Jedd a casa del vecino, y continuamente informaban a Betty, mi comadrona, y a mi madre sobre lo que estaba pasando. Lo hicieron tan bien que no me di cuenta de la mayor parte de las cosas que estaban ocurriendo a mi alrededor, y pude concentrarme en traer a mi hija al mundo. El apoyo que tuve de Grant durante todo el parto fue increíble; me ofrecía continuamente comida y bebida para poder conservar la energía.

Me empezaron a doler las lumbares, y las contracciones cada vez eran más intensas, más largas y más seguidas. Grant empezó a llenar la bañera de agua. Cuando me introduje en el agua caliente sentí un alivio instantáneo y me pude relajar de nuevo durante las contracciones. Michelle me ofreció un cojín para poder descansar mejor colocándolo en el borde de la bañera, lo que me hizo estar más cómoda.

Empecé a sentir fatiga, y Michelle me sugirió que me acostara en la cama un ratito. Salí de la bañera y, para mi sorpresa, pude dormir una hora, levantándome periódicamente para balancearme con suavidad durante las contracciones, y dormitando de nuevo hasta que llegaba la siguiente. Cuando me levanté, tomé una ducha para refrescarme y despertarme y las contracciones volvieron de nuevo, pero ahora eran más regulares y mucho más intensas.

Empecé a bailar por la sala de estar de nuevo, estando de pie y balanceando mi cuerpo con cada contracción. Cambiaba de manera regular de la bañera al sofá, oscilando y balanceándome en todo momento. Pronto empecé a pujar. Ya entrada la tarde, Betty llegó y me confirmó que había dilatado 8 centímetros. Campanas de excitación sonaron en silencio, ya que ya había llegado la última fase del parto. ¡Estábamos casi llegando! Bueno… creímos que casi estábamos… Resultó que aún me quedaban unas cuantas horas de trabajo de parto.

Las ganas de pujar fueron creciendo, escuché a mi cuerpo y fui en su misma dirección. Después de pujar durante una hora sin ningún resultado, Betty me reconoció y, según parece, el bebé estaba en posición posterior. ¡Con razón estos pujos duraban tanto!

No me sentí preocupada o agobiada por el hecho de que el bebé estuviera en esa posición. Sabía que podía dar a luz de manera natural, pero eran momentos de puro agotamiento, cuando me sentí preparada para rendirme y dejar que alguien se ocupara del tema. Sin embargo, mi orgullo, determinación y simple tenacidad y el hecho de saber que estaba realmente a punto de conocer a mi bebé me llevó a pujar con mucha más fuerza. Las contracciones continuaron siendo regulares y las pulsaciones del corazón de Sage se mantenían constantes y regulares. Estuve activa durante las contracciones, pero pujaba a gatas apoyándome en el sofá cuando notaba la necesidad de pujar.

Después de cuatro horas de pujar, Betty me sugirió que quizás si me estiraba permitiría al bebé poder maniobrar hasta introducirse en mi pelvis, dada la posición posterior que presentaba. ¡Funcionó! Cuando empezó a coronar me agaché y pude notar su cabecita suave cubierta de pelo y tuve una inspiración repentina: ¡sabía que podía hacerlo!

Una hora y media después nació Sage. Grant se agachó y recogió a su hija y me la colocó sobre mi pecho. El amor se apoderó de mí cuando tuve conmigo al bebé. El orgullo de haber realizado lo imposible me dio mucha fuerza. Sage abrió los ojos y me miró con una mirada muy intensa. Me presenté como mamá, y en unos 20 minutos, ella instintivamente encontró el camino hacia el pecho y se agarró muy bien.

Confianza restaurada... Ahora me doy cuenta de que ESTO es un parto. Una mujer que confía en la capacidad de su cuerpo para hacer lo que está diseñado para hacer. Los bebés nacen cuando están preparados para nacer y si se les permite establecer un vínculo con sus madres de inmediato en lugar de enviarlos a una fría sala estéril para ser extraídos y que los pinchen. Me siento triste de que Jedd se perdiera nacer de este modo, pero le agradezco cada día por haberme iluminado para que su hermana pudiera nacer de la manera en que espera la naturaleza. Sage está muy despierta y muy contenta. Yo lo atribuyo a su dulce parto natural y a su nacimiento tranquilo.

Gracias a todos los que me animasteis a luchar por el nacimiento que todos los bebés merecen. Gracias a Betty, mi comadrona, por creer que tengo la habilidad de hacer lo que «los profesionales de la salud» proclaman como imposible. Gracias a Michelle, mi *doula*, por guardar mi espacio y ayudarme a ser positiva en las últimas semanas de embarazo. Y, sobre todo, gracias a mi marido, Grant, por su incansable e incondicional amor, confianza y paciencia. Sin su apoyo y ánimos, un parto en casa no hubiera sido posible.

Ojalá pudiéramos hacer llegar el mensaje a cada una de las personas relacionadas en el nacimiento, comadronas, parejas, *doulas*, familia, ginecólogos, anestesiólogos… sobre el poder del lenguaje y la diferencia que supone decir las palabras adecuadas.

Recientemente he estado con una mujer que tenía un ginecólogo privado y que se había inscrito en un hospital privado. Debbie tuvo a su primer hijo en este hospital y no estaba contenta con el trato recibido. Me contó que la comadrona le dijo que «se callara» durante el parto, ya que estaba haciendo demasiado ruido. La comadrona insistió en tenerla monitorizada. Esto, claro está, significa que se tuvo que quedar en la cama, lo que le resultó muy desagradable. También le realizaron un buen número de exámenes vaginales que, para ella, fueron muy dolorosos. No quería esto para su segundo parto.

A pesar de esta experiencia, Debbie optó por el mismo ginecólogo privado en el mismo centro médico para su segundo parto, con la gran diferencia de que contrató a una *doula* experta.

El parto de Debbie empezó hacia las 3.00 y llegó al hospital hacia las 5.30. Yo llegué a las 6.00 y me la encontré conectada a las correas, que registran las pulsaciones del bebé y las contracciones de la madre. Debbie pidió salir de la cama, ya que no le resultaba cómodo estar allí, y estaba sentada en una pelota hinchable. De todas formas tampoco estaba cómoda. Dado que el bebé estaba bien y esto era una intervención innecesaria que Debbie no quería, pudimos convencer a la comadrona de que la desconectara de las correas para que pudiera levantarse y moverse, que era lo que realmente quería Debbie. La comadrona, una chica joven que se acababa de graduar, sugirió que le realizaran un examen vaginal, ya que no creía que Debbie estuviera de parto y quizás era mejor volver a casa. En el plan de parto de Debbie estaba bien clara la petición de que NO quería exámenes vaginales a menos que fuera médicamente necesario o que ella misma lo pidiera. Fue decepcionante cuando le dijeron que no estaba de parto y que se pensara seriamente la opción de regresar a casa. Éste era el segundo parto de Debbie, ella sintió que estaba de parto y no quería irse a casa. Después de esta discusión, su parto se detuvo considerablemente. ¡El poder de las palabras!

Debbie continuó con su trabajo de parto poco a poco durante el día. Dimos unas cuantas vueltas a la manzana, tomó un baño, una ducha, y se reclinó en el sillón moldeable. La comadrona del hospital dijo de nuevo a Debbie que no había avanzado mucho y que volviera a casa. Ésta fue su opinión después de las visitas que tuvieron lugar durante el día, después de tomarle la presión y de escuchar el latido del corazón del bebé, no por un examen vaginal. El parto de Debbie iba cada vez más lento. Las contracciones pasaron a ser escasas y ella las describía como «muy suaves». Debbie estaba preocupada, ya que creyó que estaba de parto cuando llegó temprano por la mañana.

Para que el trabajo de parto y el parto fluyan suave, tranquila y pacíficamente, cosa que permite que se libere el maravilloso cóctel de hormonas, la mujer necesita estar en un ambiente poco iluminado, sin interrupciones y sentirse segura y bien apoyada.

El ginecólogo de Debbie, en quien confiaba ella, estaba de vacaciones. No le gustó el ginecólogo sustituto e incluso llegó a tener algunos altercados con él en ambos embarazos. De hecho, él programó una cesárea debido a una placenta baja (detectada en la semana 20 de embarazo). Esto es muy común, y la mujer necesita saber que muchas placentas se mueven con el tiempo. Cuando el ginecólogo de Debbie volvió de vacaciones, ella canceló la cesárea. Pero Debbie estuvo muy preocupada durante todo ese tiempo.

Ya era media tarde y las contracciones eran aún suaves e irregulares. El ginecólogo sustituto mandó un mensaje telefónico a través de la comadrona diciendo que quería que Debbie estuviera en el hospital con una cánula con un antibiótico intravenoso para el estreptococo B para cuando él llegara al hospital. Estaba anulando la voluntad del plan de parto de Debbie en la que decía «no quiero antibióticos durante el parto». Ella dio positivo en la prueba de estreptococo B en su primer embarazo, pero el resultado fue negativo en el segundo, y los dos acordaron, después de un larga discusión, que no era necesario el uso de antibióticos durante el parto. Debbie estaba muy enfadada y quiso comentar este hecho con su pareja y conmigo. La comadrona volvió después de haber hablado con el ginecólogo sustituto, y su tono había cambiado. Ella dijo que estaba muy, pero que muy enfadada con Debbie, y pidió que le comenzaran a suministrar los antibióticos. Debbie empezó a llorar y el parto se detuvo. Le llevó mucho tiempo y bastante confianza y persuasión al equipo de ayuda para que el parto volviera a empezar. Se le volvió a mandar un mensaje al ginecólogo diciendo que Debbie y su pareja no querían los antibióticos.

A las 20.00 horas, Debbie decidió, después de hablarlo bien con su pareja y conmigo, que sería conveniente realizar un examen vaginal. Estaba muy cansada y aún tenía la «rabia del ginecólogo» en su mente. Había dilatado 6 centímetros y se notaba la bolsa de líquido amniótico. La comadrona le preguntó a Debbie si quería que le rompiera la bolsa, ya que eso «aceleraría el parto». Debbie decidió que era una buena idea. Después de este examen, Debbie se levantó de la cama, y tan pronto se puso de pie, apoyada en la cama, empezó a tener fuertes contracciones, una tras otra. Una hora más tarde, tenía a su bebé entre sus brazos.

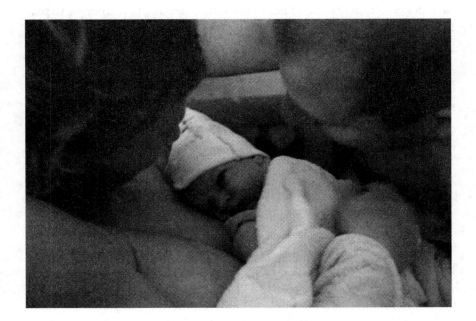

Fue un tiempo muy intenso para Debbie y para su bebé, ya que pasó de 6 centímetros a tener al bebé en menos de una hora. Tuvo también un gran desgarro perineal, debido a la intensidad de las contracciones, y una sensación de descontrol.

Debbie tuvo un hermoso bebé de 2,9 kilos. El ginecólogo no llegó al hospital. Debbie dio a luz y recibió a su hijo con la ayuda de la comadrona.

Para Debbie era una experiencia muy intensa, frustrante, y no era para nada lo que ella esperaba. Ella quería un parto en el agua, sin ninguna intervención, y dar a luz con calma.

Esta historia nos muestra que si no has tenido una buena experiencia en el primer parto, necesitas establecer algunos cambios. Primero, precisas cambiar de profesionales de la salud. En este caso, los dos ginecólogos, que eran colegas, de manera clara no respetaron la experiencia del otro, y hubiera sido mejor para Debbie buscar otro modelo para su segundo embarazo. En segundo lugar, es necesario cambiar de lugar donde dar a luz a tu bebé. Utiliza el conocimiento adquirido durante tu primer parto para saber qué es lo que no quieres y buscar hasta que encuentres el lugar adecuado para ti y la persona correcta que te pueda brindar apoyo en todo lo que necesitas, es decir, alguien que entienda sobre partos naturales y que respete a las mujeres que están de parto. Esto es lo que hizo Celia:

Cuando estaba preparando el parto de mi primer hijo, busqué diferentes opciones y decidí que quería un parto natural. Me inscribí en un centro de partos que tenían un equipo de comadronas y me adjudicaron a una comadrona que me gustó y en la que confiaba. Mi marido me apoyó en todas mis decisiones, y lo que quería era tener un parto con mi marido al lado. Consideré también contratar a una *doula*, pero pensé: «Somos un buen equipo, estaremos bien».

Pero tuve un largo e intenso trabajo de parto en el que cada vez estaba más nerviosa. A medida que en el centro nos iban proporcionando consejos y ayuda, mi marido y yo nos sentimos solos y dudábamos de lo que iba a pasar, estábamos decepcionados de que las cosas no progresaran de una manera más fluida. Al final me ingresaron en el hospital para provocarme el parto. Pedí la epidural, aunque me quitó las contracciones de parto y no me sentía cómoda, de manera que estaba inmóvil, triste y frustrada. Aunque los cuidados que recibí fueron buenos, e incluso excelentes, me sentí sin ningún tipo de poder y en manos del hospital y de sus prácticas. Me sentí muy aliviada y contenta cuando di a luz a un bello y sano bebé algunas horas después, pero sentí que después de un maravilloso embarazo el parto había sido horroroso. Cuando me quedé de nuevo embarazada unos años después quise asegurarme el máximo posible de que las cosas fueran bien. Una de las primeras cosas que hice fue buscar a una *doula* y contratar a Susan para que nos ayudara durante el trabajo de parto y el nacimiento. Una de las razones por las que escogí a Susan fue por su gran experiencia. Quise a alguien que nos pudiese ayudar cuando tuviéramos las cosas poco claras por la fatiga y el dolor: ahora sé cómo se es de vulnerable durante el parto. Nos encontramos varias veces en los próximos meses, y supe que confiaba plenamente en Susan para que me ayudara durante el gran día. Me sentía muy segura con ella por su fuerte carácter y su inteligencia.

Y no me equivoqué.

Las contracciones empezaron por la noche y comenzaron a ser realmente intensas a la mañana siguiente, momento en que decidí llamar a Susan. Su presencia me tranquilizaba tanto en el teléfono como cuando llegó a casa, y también después, cuando nos dirigimos al centro médico. Estaba muy contenta de que nos acompañara. Sentí como si nos diera a mi marido y a mí el espacio para tener un parto tranquilo. Era como si ella limpiara el camino para que nosotros pudiéramos disfrutar de la experiencia ininterrumpidamente.

Este parto no fue tranquilo. Después de unas horas de progresar de manera adecuada, las cosas se ralentizaron. Susan me animó a probar varias posiciones: ella supuso que el bebé estaba en posición posterior, pero muy sabiamente no me dijo nada para que no me desanimara. Las cosas por fin reemprendieron el ritmo y poco después tuve a mi precioso bebé. Fue un momento inolvidable. Estaba en la bañera y me agaché para recoger a la niña yo misma, y seguidamente la puse sobre mi pecho.

No puedo imaginar haber tenido esta espléndida experiencia de parto sin Susan a nuestro lado, animándonos, apoyándonos y protegiéndonos. Como nuestra *doula* que era, nos preparó el espacio para que pudiéramos tener un parto tranquilo y sereno. Es uno de los momentos más preciados de mi vida.

CELIA

Tahnee, una *doula*, dice:

No existe ningún momento más humano, más intenso y más bello que el del nacimiento. El hecho de poder presenciar este instante milagroso es un gran privilegio. Ningún doctor, ginecólogo o doula puede decir a una mujer cómo se va a llevar a cabo su parto. No importa la formación que tengan. Esta historia sólo puede ser contada por la madre que da a luz y el bebé. Es su historia y sólo suya. Dad a la mujer la libertad de realizar sus propias decisiones y seguro que siempre escogerá el camino correcto.

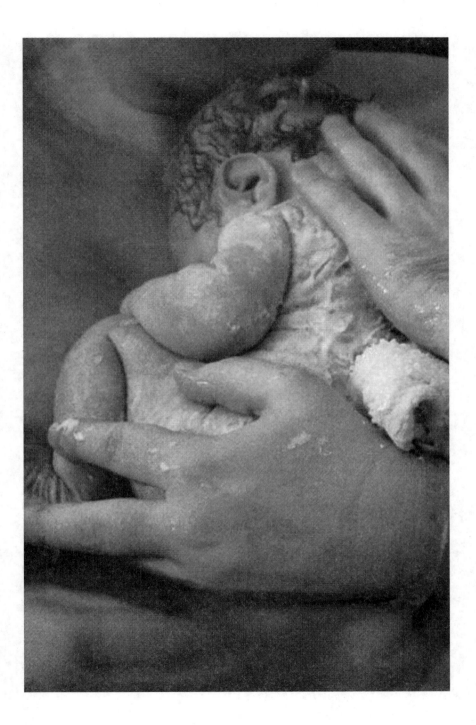

CAPÍTULO 5

El papel de la *doula* en el trabajo de parto y el parto

El parto es la experiencia más poderosa en la vida de una mujer, un milagro lleno de amor y un extraordinario conocimiento. Necesitas llegar al trabajo de parto sintiéndote segura por el conocimiento que has adquirido y la ayuda que has escogido. Recuerdo que durante mi primer embarazo tenía un extraordinario sentido de la curiosidad sobre cómo sería el trabajo de parto y dar a luz. Quería pasar por esa experiencia. Quería llegar a saber lo que mi cuerpo podía hacer. Deseaba ese desafío. El desafío de mis dos partos no me decepcionó. De hecho, los dos fueron más lejos de lo que hubiera podido imaginar. El parto me llevó a otro lugar, a un lugar puro y bello, en el que conecté con mi bebé y mi cuerpo y sentí cómo mi fuerza de mujer se apoderaba de mí. Mis hijos ahora son hombres, pero nunca olvidaré su maravillosa llegada a esta vida y todo lo que me enseñó.

Dar a luz y ser madre me cambió emocional, psicológica y espiritualmente. También he observado este extraordinario crecimiento en otras mujeres, ya que empiezan a entender quienes son en realidad. Verlas florecer a través del embarazo y el parto y ser madres ha sido todo un privilegio.

Desde que di a luz a mi primer hijo, ahora puedo comprender el poder y el amor de ser madre. El nacimiento de Isaac fue la experiencia más estimulante, primigenia y poderosa en mi vida como mujer. Me preparé para un parto natural, pero fue el inquebrantable amor, los cuidados y la ayuda de mi *doula*, Melanie, lo que hizo posible mi plan de parto y los sueños que tenía. Por más que intenté con toda mi alma estar en sintonía con mi cuerpo y fluir con el proceso, hubo momentos en los que dejaba libre a mi mente y me preguntaba si sería capaz o no de tener un parto natural. Durante esos momentos, Melanie era muy dulce, pero fuerte, y me ayudaba a que me diera cuenta de que sí era capaz, que podía confiar en el proceso, y me daba ánimos constantemente. Sé que no se alejó de mi lado durante todo el parto. Melanie fue la razón por la que no temí al dolor de las contracciones ni perdí mi centro de atención, y me ayudó a creer que entregarse traería a mi hijo al mundo. Le doy las gracias por enseñarme la manera de tomar decisiones informadas sobre el nacimiento de mi hijo.

LOUISE

Contar con la ayuda de una *doula* proporciona a las parejas la seguridad de estar en casa la mayor parte del trabajo de parto y evitar ir demasiado temprano al hospital. Esto tiene muchos inconvenientes. Una mujer que se siente bien acompañada por su *doula* en su propia casa es más probable que se relaje para el parto, lo que, a su vez, causará que el cérvix se adelgace y se abra con más facilidad y rapidez. El padre también se sentirá más seguro estando en casa con la ayuda de una *doula*. Incluso para el padre más instruido el trabajo de parto es reconfortante, en particular la primera vez. Es la primera vez que ve algo así y, con todo el respeto, un padre en esta situación no sabrá cuál es el mejor momento para dirigirse al hospital. Por mi experiencia, la mayor parte de los hombres quiere ir al hospital lo más pronto posible. Como dijo Luke: «Hayley y yo no contratamos a una *doula* en nuestro primer parto. La diferencia, para mí, con la segunda vez, fue que, con Erika como *doula*, me sentí seguro y muy tranquilo. Y también respetado. Erika escuchó mis puntos de vista y los tomó seriamente. Sentí también que no tuve que utilizar mi "cerebro de macho" para hacer sugerencias. Fui guiado por Erika sobre qué hacer y decir. Estuvimos todos en el mismo barco. Durante nuestra vida normal, Hayley y yo nos completamos mutuamente y confiamos en los pensamientos del otro. Durante el trabajo de parto, Hayley perdió esta capacidad y fue muy tranquilizador tener la claridad de Erika».

El problema de llegar al hospital demasiado pronto es que la mujer va a entrar de pleno en las políticas, procedimientos y tiempos del hospital. Muchas veces, se puede llegar a experimentar ansiedad y miedo de ir de casa al hospital, y pensar en qué habitación te pondrán, con qué comadrona, qué pasará, cuán dilatada estoy, y cosas de este tipo. Si el trabajo de parto no está bien establecido, este estrés añadido puede hacer que el trabajo de parto se reduzca o que incluso se detenga. Entonces el hospital se verá obligado a intervenir, para «salvar» a la madre y al bebé. En esta situación, la *doula* es capaz de negociar la vuelta a casa. Si el bebé está bien y la mamá también, la mejor respuesta es «esperaremos un poco más, gracias».

Durante los primeros estadios del trabajo de parto, la mujer que ha contratado los servicios de una *doula* puede llamarla por teléfono, e incluso organizar una visita a casa para mayor seguridad, y de esta manera no precisará ir al hospital apresuradamente.

Julia, que estaba embarazada de 41 semanas y que experimentó algunos días de trabajo de parto, dijo: «Tener a Jan, nuestra *doula*, que vivía a diez minutos de casa, fue una bendición. Sentí que la podía llamar cuando lo necesitara, y lo hice, durante los días en que no estaba segura de lo que pasaba. Vino y se sentó a mi lado en tres ocasiones diferentes durante este período de tiempo. Realizó una visualización y relajación conmigo en cada visita. Cuando se marchaba me sentía completamente relajada y segura. No creo que hubiera podido pasar estos días de preparto sin su ayuda. Cuando el trabajo de parto empezó, fue corto e intenso y la gran confianza que Jan tenía en mí se hizo palpable. Me sentí totalmente a salvo de la manera suave en que ella me guiaba a través de los guiones que habíamos aprendido en las clases de HypnoBirthing.

El traslado al hospital fue horrible, ya que sentía como si mi bebé estuviera a punto de nacer en el vehículo. La presencia tranquila de Jan fue extraordinaria, puesto que nos aseguró a los dos que llegaríamos a tiempo al hospital. Nuestro maravilloso bebé nació en el agua 40 minutos después de la llegada al hospital. Jan no se alejó de nuestro lado. Llamó al centro médico y pidió a la comadrona que fuera preparando la bañera, ya que Jan sabía que yo quería dar a luz en el agua. Ella pudo estar conmigo mientras Rob aparcaba y traía las maletas. Estaba muy contenta de tenerla a mi lado, puesto que de otra manera no me hubiera hecho ninguna gracia quedarme sola mientras Rob aparcaba. Incluso aunque fueran unos minutos, a mí me pareció una eternidad. Rob dice que si no hubiera sido por Jan, él me hubiera llevado al hospital cuatro días antes del nacimiento. Él se dejó guiar por Jan, y con que más relajada estaba ella, más seguro se sentía él. Ninguno de los dos podíamos imaginarnos hacer todo esto sin una *doula*. No importa cuántos bebés más tengamos, puesto que hemos acordado que tendremos siempre a una *doula*, a poder ser Jan, en cada embarazo. Gracias. Tu presencia tranquila nos aseguró un parto tranquilo para mí y mi bebé, y te estoy plenamente agradecida».

EL PLAN DE PARTO

¿Son importantes los planes de parto? Definitivamente sí. Muchos libros y páginas web traen plantillas, con todas las preguntas, y sólo necesitas marcar las casillas. Cada trabajo de parto y cada parto es diferente. Por tanto, cada plan de parto también es distinto. Han de ser inteligentes y sucintos, con un lenguaje adecuado para los profesionales de la salud.

Piensa en lo que quieres en particular, en cómo lo deseas y qué servicio te pueden proporcionar. Éste es tu espacio, no importa dónde des a luz, puesto que estás contratando los servicios durante lo que dure tu trabajo de parto y el parto. Tú has escogido este servicio, quizás porque ellos proporcionan «otros» que tal vez te interese utilizar. Un plan de parto puede abrir un diálogo con tus potenciales profesionales de la salud y permitir profundizar en su filosofía y deseo de ser flexibles y apoyarte.

Un plan de parto no ha de estar redactado como un documento de evaluación de riesgos. «No quiero esto» o «No quiero lo otro» es un planteamiento basado en el miedo. La expresión «plan de parto» no es una representación real de lo que las mujeres están tratando de transmitir, porque un parto por lo general no se planifica. Stephanie, a las 36 semanas, me enseñó muy orgullosa su plan de parto. Yo tenía que acompañarla durante el mismo, con su hermana y su pareja. Cada una tenía un plan como de tres o cuatro páginas, con listas numeradas. Stephanie se esforzó mucho en este plan y, teniendo esto en cuenta, intenté convencerla con amabilidad para que suavizara su enfoque y que redactara de nuevo el plan de manera más general. Su hermana tenía el título de controladora del entorno del parto, lo que incluye aparentemente el control de la temperatura en la habitación del parto (cosa que no existe en los hospitales públicos), luces, velas, persianas subidas o bajadas según en qué estadio del parto se encontrara, e incluso controlar el tono de voz de los presentes. Stephanie era una estratega en su vida profesional y, mientras todos nosotros nos reíamos y hacíamos bromas sobre sus listas, para ella era muy difícil cambiar. Claro que, ya que el parto es conocido por ser impredecible, llegamos al hospital con el bebé coronado. Stephanie se las arregló para deslizarse del vehículo y colocarse sobre la alfombra del suelo de la maternidad e inmediatamente dar a luz a su bebé. Estaba muy contrariada no sólo de que las listas y planes no se llevaran a cabo, sino también de que las maletas quedaran en el vehículo, que su hermana aparcó con rapidez después de que nos dejara en la puerta. El bebé nació mientras su hermana aparcaba.

Muchos planes de parto están redactados desde el nerviosismo o la falta de confianza en el personal que atenderá el parto. Por este motivo es muy importante que estén redactados de manera que muestren cierto respeto hacia los servicios escogidos, además de hacia ti, la mujer que va a dar a luz, y hacia tu bebé. No pueden ser estandarizados. Por ejemplo, muchas parejas quieren algún ritual de tipo religioso o cultural durante el trabajo de parto y el parto, que ha de pronunciarse y ser respetado. No es justo para tu pareja hacer recaer sobre él la responsabilidad de recordar todos tus deseos. Los planes de parto son muy útiles tanto para las *doulas* como para sus parejas como recordatorio, si es necesario, de lo que deseas.

La forma epistolar es por lo general una manera más suave de hacer saber tus preferencias. La mayor parte de las mujeres que están de parto estarán con una comadrona a la cual no conocen. Incluso en los partos en los centros de nacimiento tal vez sólo la hayas visto una o dos veces durante todo el embarazo. El día del parto no es el momento adecuado para tener discusiones sobre lo que es importante para ti y para tu bebé. Sugiero realizar algunas anotaciones durante tu embarazo, y tus preferencias se irán aclarando durante el transcurso de las clases prenatales. Tu *doula* te ayudará a redactar este documento. Tampoco se trata de escribir demasiado sobre tus deseos de ser libre de moverte a tu gusto y de poder beber agua, ya que esto se puede hacer en la mayor parte de los lugares. Si tu centro tiene unas «prácticas rutinarias» que quieres evitar, esto sí debes anotarlo en el plan de parto. Por ejemplo, algunos hospitales inyectan vitamina K a los bebés la primera hora después del nacimiento. Sin embargo, tal vez tú prefieras que le administren tres dosis orales, una tras el nacimiento, otra al cuatro día y otra a la cuarta semana. O quizás desees evitar la vitamina K. Es aconsejable informarse sobre esta vitamina; quizás habléis de ello en las clases prenatales, y tu *doula* puede proporcionarte información adicional para que tú y tu pareja podáis tomar una decisión en nombre de tu bebé antes de dar a luz y escribirlo en el plan de parto. Cuanto menos decisiones tengas que tomar en ese día, mejor. La mujer necesita llegar al parto sintiéndose plenamente preparada y no ser distraída con preguntas innecesarias, que podrían haberse contestado antes.

Busca cuáles son las normas del lugar donde vayas a dar a luz y habla con tu *doula* sobre cómo trabajar con ellos para tener exactamente la experiencia de parto que deseas.

Encontrarás un par de planes de parto que pueden servirte de ejemplo. El poder de tus palabras puede impactar a la comadrona, que lo leerá cuando llegues al hospital. Será más fácil para ella si sabe exactamente cuáles son tus sentimientos.

Ejemplos de planes de parto

Apreciada comadrona:

Utilizaré técnicas de HypnoBirthing durante el proceso de parto. Estaré acompañada por mi marido, Rick, y nuestra doula, Susan. Dado que es seguro para mí y para mi bebé, le agradecemos que tenga en cuenta nuestras preferencias:

» *Ya que estaré practicando HypnoBirthing, no quiero que se me moleste. En caso de algún problema que quiera discutir, coméntelo con Rick o con Susan.*

» *Por favor, evite referencias al dolor, y no me ofrezca calmantes para el mismo de manera directa.*

» *Preferiría no realizarme exámenes vaginales.*

» *Me gustaría poder dar a luz sin pujos dirigidos, y que nadie toque al bebé, sólo yo y Rick.*

» *Me gustaría que mi marido recogiera al bebé, y quiero permitir que mi bebé encuentre el pezón a su tiempo.*

» *Prefiero una tercera fase del trabajo de parto fisiológica, sin oxitocina y sin tracción del cordón.*

» *Quiero esperar hasta que el cordón umbilical deje de latir, antes de cortarlo, y quiero que mi marido Rick lo corte.*

» *Me quiero llevar la placenta a casa.*

» *Prefiero que el bebé tome vitamina K en gotas (oral).*

Gracias por su cooperación,
Anna y Rick

Anna y Rick tuvieron exactamente el parto que deseaban, y todo lo anterior se tuvo en cuenta.

Voy a tener un bonito trabajo de parto. Mi bebé y yo trabajaremos juntos para traerle a este mundo de manera segura y tranquila. Llegará cuando esté preparado.

Teniendo en cuenta que es seguro para mí y para mi bebé, desearía:

» *Un parto completamente natural.*

» *Ninguna medicación para aliviar el dolor.*

» *Un trabajo de parto sin prisas.*

» *Monitoreo fetal sólo intermitente.*

» *Un mínimo de exámenes internos y ningún control de la dilatación.*

» *No estar acostada en la cama.*

» *Desgarro natural antes que la episiotomía.*

» *Un tercer estado de parto fisiológico.*

» *Antes de cortar el cordón umbilical de Jason, esperar a que deje de latir.*

» *Poner a mi hijo en mi pecho lo más rápido posible.*

» *Tiempo de intimidad para hablar con Jason y nuestra doula si se proponen intervenciones médicas necesarias para mi seguridad y la de mi bebé.*

Lynette

Esta pareja tenía un ginecólogo privado y estuvo en un hospital también privado. Las «normas» son diferentes y Lana estaba muy al día de que sus «prácticas rutinarias» eran un monitoreo constante, al llegar, durante unos 20 minutos, lo que significaba estar en la cama tumbada de espalda. Ésta es una posición poco cómoda para una mujer que está de parto y una intervención innecesaria en un parto natural. Lana tuvo fuertes sentimientos sobre este tema, y por eso quiso que quedara reflejado en el plan de parto. Su *doula* pudo negociar en su nombre para evitar esta posición.

Una *doula* se asegurará de que la comadrona que recibe el plan de parto lo lea y entienda exactamente qué es lo que quiere la pareja. Si hay un cambio de turno y llega una nueva comadrona durante el trabajo de parto, entonces la *doula* se asegurará también de que esta última entienda el plan de parto.

«Siempre y cuando sea seguro para mí y para mi bebé…» es la conclusión en todos los partos, y estas o palabras similares son una bella manera de formular tus deseos. Se trata de colaborar con el personal, las instalaciones y todas sus normas y regulaciones de una manera respetuosa para todos.

Las mujeres que confían en el parto y tienen a una *doula* a su lado no sienten la necesidad de elaborar sus pensamientos en «qué ocurre si…». Esto está incluido en las palabras «siempre y cuando sea seguro para mí y para mi bebé…».

La *doula* siempre tranquilizará a la pareja de que en el raro caso que se necesite una intervención médica ella se asegurará de que la pareja tenga el tiempo necesario para hablar sobre las diferentes opciones y las partes del plan de parto que son prácticas y posibles de mantener, dadas las circunstancias.

Los profesionales médicos están sujetos al cumplimiento de la normativa y las regulaciones, así como a seguir las políticas y protocolos hospitalarios, y por eso la mayor parte de su atención se centra en los procedimientos y en marcos temporales alrededor del parto. Una *doula* es sólo responsable de la mujer/pareja que esta dando a luz. Ella es libre para ser su abogado y trabajará siempre por su interés, siempre y cuando sea seguro para la madre y el bebé.

Es divertido empezar a hacer una lista en los primeros meses de embarazo sobre tus preferencias para ti y tu bebé durante el trabajo de parto y el parto y ver cómo con el paso de las semanas va cambiando, avanzando y aumentando a medida que vas adquiriendo nuevos conocimientos sobre el trabajo de parto y el parto.

EL ENTORNO DEL PARTO

Con un poco de suerte, la pareja ha tenido la oportunidad de ver el lugar de parto antes del día en que éste tenga lugar. Es una parte esencial cuando busques el lugar para dar a luz, algo que debería ocurrir durante los primeros meses de embarazo para poder tomar la mejor decisión para ti y para tu bebé. Tener la imagen en mente cuando estás en casa durante el trabajo de parto sobre dónde vas a ir y cómo es puede reducir la ansiedad.

Muchos centros de parto se parecen a una casa; tienen una habitación grande con baño y a veces una bañera profunda adaptada para los partos en el agua. Las salas de parto se asemejan más a un hospital, con todo el equipo médico a la vista. Piensa en qué te gustaría llevar para suavizar el entorno y hacerlo lo más semejante posible a tu casa.

Para que puedas liberar el mágico cóctel de hormonas del que se habló en el capítulo 4, necesitas sentirte segura, cálida, confortable y bien acompañada. Para lograrlo, precisas estar en una habitación con una luz tenue o una mínima iluminación, en un lugar sereno y con una energía tranquila. El doctor Michel Odent, el ginecólogo que introdujo el concepto de bañeras de parto y salas de alumbramiento parecidas a casas, y el autor de muchos libros sobre este tema, afirma en *The Scientification of Love* (1999, pág. 30) que las partes más activas del cerebro de una mujer que está de parto son las partes más primitivas, como el hipotálamo y las glándulas pituitarias. La inhibición durante el trabajo de parto se origina en una parte altamente desarrollada del cerebro, el neocórtex:

> *Durante el proceso de parto hay un período en el que la madre se comporta como si estuviera en «otro planeta», saliendo del mundo diario y yendo a una especie de viaje interior. Este cambio en su nivel de conciencia puede ser interpretado como una reducción en la actividad del cerebro del intelecto, esto es, del neocortex.*

Odent también afirma (pág. 31) que ser observado es un tipo de estimulación neocortical y que la intimidad reduce este control.

Las *doulas* que entienden esta fisiología del nacimiento saben que cualquier estimulación neocortical en general y cualquier estimulación del intelecto en particular pueden tener un gran impacto en el progreso del trabajo de parto.

¿Qué puede estimular el neocórtex? El lenguaje, y, en particular, el lenguaje racional. Imagínate a una mujer que está en pleno trabajo de parto en «su mundo», teniendo que contestar a preguntas sobre su dirección o su número de teléfono. Las luces brillantes también estimulan el neocórtex.

La liberación de cualquier hormona de la familia de la adrenalina también puede estimular el neocórtex. Por este motivo es tan importante que la mujer se sienta tranquila y segura. Esta sensación de seguridad necesita estar presente para poder permitir este cambio de conciencia. A través de los años y en muchas culturas, las mujeres históricamente se han asegurado de sentirse seguras teniendo a una mujer presente, ya fuera su madre o una sustituta de la misma. Hoy en día, cada vez más mujeres están aprendiendo que éste es el papel de la *doula*, cuidar de la madre, y, además, tiene la ventaja añadida de estar bien formada y tener un buen conocimiento del sistema hospitalario. Una mujer que cuenta con la ayuda de una *doula* se siente segura, en vez de observada o juzgada.

Ahora que ya conocemos el escenario, vamos a ver cómo es el trabajo de parto y el parto y qué es lo que sucede en cada etapa.

EL TRABAJO DE PARTO Y EL PARTO

Dar a luz es simple. Confiar en la capacidad de tu cuerpo para dar a luz, creer por completo en tu habilidad para parir y desear esta maravillosa experiencia serán las herramientas que te permitirán tener un parto tranquilo. Piensa en conocer y darle la bienvenida a tu bebé a este mundo. Lo has visto crecer durante 40 semanas, lo has alimentado, amado, hablado con él y desarrollado una profunda conexión con él desde el interior. Ahora es el momento de conocerle desde el exterior.

Pero antes necesitas pasar por el proceso de parto.

Tiempos del trabajo de parto

Ésta es la cruz de todos, y en especial de la mujer que está en proceso de parto. Es comprensible por qué los hospitales tienen límites de tiempo para el trabajo de parto, principalmente relacionados con la capacidad de las camas y las demandas. Muchos hospitales desaconsejan encarecidamente a las mujeres que lleguen al hospital demasiado pronto en el trabajo de parto, ya que ocuparían camas durante mucho tiempo. Una vez que la mujer ha sido admitida en el hospital, inmediatamente queda conectada a los límites de tiempos del hospital. Éstos implican que la primera fase de trabajo de parto sea de 8-14 horas, la segunda fase de unas 2 horas y la tercera de 5-10 minutos.

¿Por qué las mujeres están sujetas a estos breves tiempos arbitrarios y poco naturales cuando nuestros ancestros no lo estaban?

Emily, preocupada por estos márgenes de tiempo, le dijo a su ginecólogo que estaría acompañada por una *doula*. Éste se encogió de hombros.

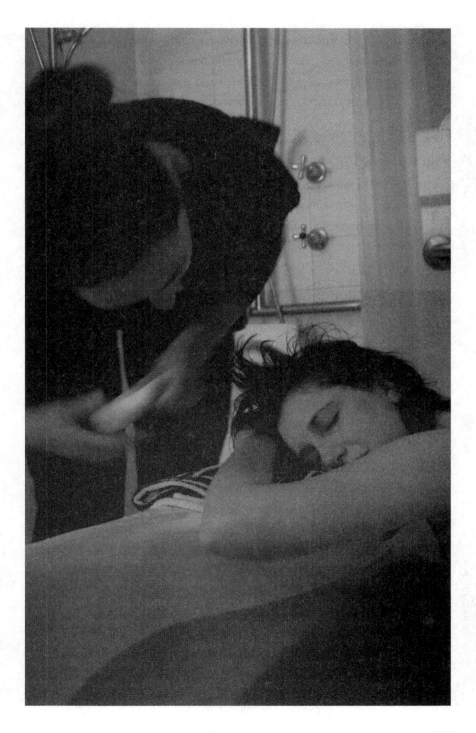

«Está bien, si realmente crees que vale la pena pagarla, pero asegúrate de que tu *doula* recuerde quién se encarga de esto». Su *doula* le recordó a Emily que ella misma era la única que se encargaba de su nacimiento. Emily dijo que éste fue un punto de inflexión en su embarazo. Se sintió llena de fuerza.

Las mujeres que practican el HypnoBirthing son diferentes. Por mis observaciones, estas mujeres por lo general tienen la primera fase del parto más corta y las segundas partes tienden a ser un poco más largas.

Para evitar sentimientos de presión en este momento de contracciones, es aconsejable intentar evitar los exámenes vaginales durante el trabajo de parto. Por desgracia, en algunos centros y, sobre todo, en los hospitales privados, tienen la política de practicar un examen vaginal durante la admisión para determinar si la mujer está o no de parto. Cuando una mujer que ha estado durante mucho tiempo en trabajo de parto llega al hospital y le realizan un examen vaginal y sólo está dilatada 2 centímetros, generalmente se le va a recomendar una intervención. Aunque los exámenes vaginales tienen su momento, realizarlo por rutina no tiene ninguna función.

Algunas veces, conocer «la medida exacta» de la dilatación puede afectar al desarrollo del parto. Algunas mujeres quedan decepcionadas y pierden las fuerzas cuando oyen estas noticias, y puede ser todo un reto para la *doula* calmarlas y conducirlas de nuevo hacia el trabajo de parto. Si una mujer no conoce las medidas de dilatación exactas y confía en su cuerpo, entonces puede con mayor facilidad dar a luz a su bebé en un estado de relajación.

La *doula* de Emma, que se llamaba Laura, sabía que cuando llegaran al hospital, éste les insistiría en realizar un examen vaginal y un monitoreo constante (que significa estar en la cama, tumbada de espaldas) por lo menos durante unos 15-20 minutos. Emma no quería ninguna de las dos cosas. Ella estuvo en casa, realizando un bello trabajo de parto durante unas cuatro horas. Realizó los ejercicios de HypnoBirthing y parecía bastante relajada y tranquila. Emma confiaba en Laura para evitar a toda costa la intervención. Cuando llegaron a la sala de partos, la comadrona estaba muy atareada, los acomodó y les dijo que volvería en unos 10 minutos. Laura preparó la bañera, que Emma estaba también buscando, y cuando la comadrona volvió, Emma estaba tan relajada que no pudieron sacarla de la bañera. Tuvo un maravilloso parto en el agua dos horas después. La comadrona pudo monitorear el corazón del bebé mientras Emma estaba relajada en la bañera, que fue lo único que nos pidió. La bañera puede proporcionar una protección física para una mujer en pleno trabajo de parto contra intervenciones no deseadas.

Todos quieren que el parto avance de manera razonable de manera que ni la madre ni el bebé se agoten, pero la cuestión principal debería ser que si la madre y el bebé están bien, se les tendría que dejar seguir con el trabajo de parto y el parto a su propia manera.

Has de saber también que no sólo los hospitales tienen sus tiempos para el trabajo de parto, sino también los ginecólogos privados.

Una comadrona que trabajaba en un hospital privado nos explicó una historia sobrecogedora sobre un ginecólogo que le dijo claramente que tenía entradas para la ópera para esa misma noche y que tenía margen para dar a luz hasta las 6 de la tarde, ya que tenía que quedar con su esposa. Le dijo a la mujer que estaba en pleno trabajo de parto a las cuatro de la tarde que le daba otra hora, y que si por entonces no había progresado suficientemente, le recomendaría una cesárea. Esta mujer llevaba de parto unas 12 horas y estaba dilatada 7 centímetros, lo que puede considerarse muy normal. Obviamente, con esta «presión», el parto de la mujer se ralentizó y la sometieron a una cesárea a las cinco y cuarto de la tarde. Se le dijo a la mujer que tanto ella como el bebé estaban muy cansados, y como no había ningún progreso en la última hora, el ginecólogo había salvado a la madre y al bebé de esta situación realizando una cesárea de urgencia. Si esta mujer hubiera tenido a una *doula*, ésta hubiera sido capaz de conseguir algún tiempo más, ya que aparentemente no había ningún motivo para practicar una cesárea. Una *doula* también asegura una responsabilidad tácita de los otros cuidadores.

Ésta es una historia muy común que no tendría que ocurrir a ninguna mujer en los hospitales de hoy en día.

Tina ya llevaba unos cuantos días de preparto y decidió ir al hospital cuando pensó que el trabajo de parto ya había comenzado. La comadrona le dijo que no estaba de parto y que se fuera a casa. Tina pidió un examen vaginal: había dilatado 2 centímetros y decidió, después de comentarlo con la *doula*, volver a casa. Eran las cinco de la mañana. Su *doula*, Jo, le aseguró que estaba en trabajo de parto y que lo estaba haciendo muy bien. Cada una se fue por su lado. Jo le dijo a Tina que volviera a casa y continuara haciendo lo que estuvo realizando durante todo el día, es decir, descansar, comer y beber mucho líquido.

El teléfono sonó y Jo llegó a las once de la noche. Tina quiso que se encontraran en el hospital, Jo preparó la bañera cuando llegó al hospital y Tina pudo relajarse en el agua caliente. Estuvo realizando HypnoBirthing. Su respiración lenta y tranquila la mantenían tranquila y le daba calma. Se la veía hermosa mientras yacía muy bien en la bañera. Tina notaba mucha presión en el ano (lo que muchas veces es un signo de que el bebé está cerca), pero no una sensación real de que el bebé estuviera bajando. Dados los tiempos del hospital para el segundo estadio del parto (generalmente unas dos horas), Jo no quiso anunciar este cambio. También, como hemos mencionado antes, las mujeres que practican el Hipnobirthing tienen tendencia a tener segundos estadios de parto más largos, lo que para muchos hospitales es alarmante.

Cuando la comadrona reapareció, le dijo a Tina que nunca podría tener a su bebé si sólo pujaba un poco, que tenía que pujar realmente fuerte para que el bebé saliera. Jo llevó a la comadrona aparte y señaló lo que Tina había escrito en su plan de parto, que era no tener pujos dirigidos y no tener comentarios negativos. Jo preguntó a la comadrona si estaba preocupada por la condición de la madre o del bebé. No, fue la respuesta. Tina, cuando oyó esto, volvió a centrarse en su trabajo. «Entonces preferimos esperar, gracias, y hacerlo a nuestro ritmo». El bebé salió cuatro horas después, muy tranquilamente, relajado y despierto, ya que el trabajo de parto y el parto fueron muy suaves.

Creo que necesitamos tirar por la ventana la normativa de los tiempos y abrazar el concepto de dejar a la madre y al bebé dar a luz a su ritmo. Porque muchas mujeres están en sintonía con su cuerpo y con su bebé y trabajan con él para respirar y hacerlos descender a través del canal de parto suave y tranquilamente, sin necesidad de pujos dirigidos, o de pujar durante más tiempo o más fuerte, o de expresiones como «puedes hacerlo», «aguanta la respiración un poco más», «continúa, continúa», hasta que la mujer tiene problemas de hemorroides o el pirineo desgarrado, y el bebé es forzado a descender por el canal de parto. Esto no es natural. He observado a mujeres, en el pasado, con ruptura de vasos sanguíneos en los ojos al ser obligadas a realizar pujos forzados. Las mujeres saben cómo alumbrar a sus bebés. El bebé llegará cuando esté preparado.

Fases del trabajo de parto

Se ha escrito mucho sobre las tres fases del trabajo de parto, qué ocurre, cuánto tarda el cérvix en llegar a los 10 centímetros de dilatación, la necesidad de los pujos y cuán cansado puede ser. Quiero que pienses, en cambio, en el día del parto como un día muy especial. Es el día del nacimiento de tu bebé. Finalmente, después de más o menos 40 semanas de gestar a esta nueva persona, la vas a conocer, a abrazarla, a mirarla a los ojos y a enamorarte, desde fuera. Esto es algo que esperamos con interés. Es un día muy emocionante.

El papel de la *doula* durante este día tan importante es crear el entorno en el que el proceso de trabajo de parto y del parto sea respetado y permita que se desarrolle en sus propios tiempos y espacios. Una *doula* es la protectora de un parto normal. Una parte muy importante de su papel es actuar como abogada y negociadora en tu nombre, el de tu pareja y el de tu bebé, para asegurarse de que esto tiene lugar. Una *doula* es también la que mantiene la calma.

La ventaja de poder conocer bien a tu *doula* durante el embarazo es que habrás desarrollado plena confianza en ella y te sentirás segura permitiéndole negociar en tu nombre frente a las sugerencias realizadas por los otros profesionales de la salud. Incluso si has formulado de manera clara tus deseos sobre temas como las intervenciones médicas mientras estás en trabajo de parto o en tu plan de parto, puede ser difícil tomar una decisión o cualquier cosa que sea contraria a lo que está escrito en tu plan de parto cuando estés dominada por los dolores. Sabemos que cuando una mujer está en trabajo de parto, el cerebro primitivo es la parte más activa del cerebro, y que cuando la mujer está en sintonía con su cuerpo y ha cortado con todos los sucesos del día, no tiene recursos de la parte del cerebro que controla la toma de decisiones. La *doula* discutirá de manera privada con la persona adecuada las opciones presentadas y os pondrá todas estas sugerencias en contexto en un lenguaje positivo, para que tú y tu pareja podáis tomar una decisión informada del camino que queréis seguir. Por eso, las investigaciones muestran que tener a una *doula* presente durante el trabajo de parto y el parto reduce la necesidad de intervenciones médicas (Kennet *et al.*, 1991). La cuestión principal es que, claro está, la madre y el hijo estén sanos y salvos.

Otra cosa que está grabada en la mente de las mujeres antes del trabajo de parto es esa palabra de cinco letras, MIEDO. De todas formas,

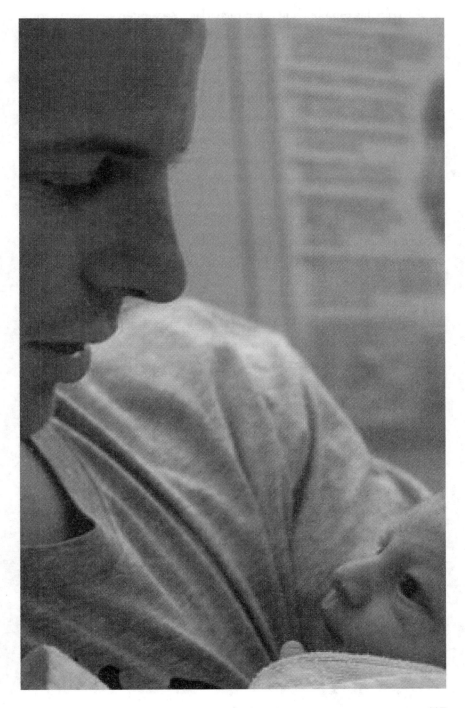

he visto que las mujeres que están relajadas y se sienten seguras y acompañadas durante el trabajo de parto no describen esta experiencia como dolorosa. No existe ninguna razón patológica para el dolor durante el trabajo de parto. El dolor indica que algo va mal.

Muchas mujeres que practican HipnoBirthing imaginan su útero como si fuera un gran balón, de su color favorito, y durante la contracción respiran profunda y lentamente, como si estuvieran hinchando el balón. He visto esta magia en funcionamiento. La energía que envuelve a la mujer que lo está practicando es un signo que hay que tener en cuenta: la calma, la quietud y la sintonía con su cuerpo y su bebé. Estas mujeres no describen la sensación de dolor. La definición que da el diccionario de *dolor* es «una sensación desagradable causada por un daño o una dolencia del cuerpo». El trabajo de parto y el parto definitivamente NO se incluyen en esta categoría.

Si llegas al trabajo de parto creyendo todas las horribles historias que has oído y con miedo de que éste sea el dolor más insoportable de toda tu vida, entonces así será. Pero si has hecho los deberes, has buscado a una comadrona y obstetra apropiados y un lugar de parto en el que te sientas segura, has recibido una buena información sobre el parto, y tienes a una *doula* a tu lado, entonces ésta será la experiencia más gratificante de tu vida.

Primera fase del parto

¿Qué hay que hacer? Quedarte en casa el máximo tiempo posible. No hay duda de que tener a una *doula* te da confianza para quedarte en tu propia casa durante las primeras fases del trabajo de parto. Incluso el padre mejor intencionado insiste en ir al hospital, generalmente con demasiada rapidez. Y es comprensible. Él nunca antes ha visto esto y le resulta difícil hacer frente a esta situación. No importa a cuántas clases hayáis asistido ni cuántos libros hayáis leído juntos, ya que cuando empiece el trabajo de parto, tu pareja querrá llevarte a un lugar donde ÉL esté seguro, es decir, al hospital.

Megan llamó a su *doula* cuando expulsó el tapón mucoso pero no tenía contracciones. Sólo quería comprobar que todo estaba en orden. Estaba nerviosa y excitada. Su *doula*, Sarah, conocía sus sentimientos y la tranquilizó diciéndole que era normal, y le sugirió que siguiera con su rutina. La mañana siguiente, Megan tuvo más moco con sangre y algunas contracciones irregulares. Llamó de nuevo a Sarah. Después de hablar y recibir apoyo, Megan se sintió más segura para relajarse y esperar. Esa noche Megan llamó a Sarah para decirle que las contracciones eran regulares y que quería tenerla al lado. La pareja de Megan, Rob, aún estaba durmiendo, no había por qué despertarle. Megan dijo que se relajó tan pronto como llegó Sarah: «Me sentí segura y casi inmediatamente las contracciones aumentaron, se regularizaron, y me sentí fluyendo con mi cuerpo. Estuvimos en casa seis horas más.

Rob dormía de forma intermitente y fue una buena idea que Sarah estuviera con nosotros, ya que él había tenido un largo día en el trabajo y estaba exhausto. Los dos reconocimos que si quería estar presente en el parto, necesitaba descansar un poco. Cuando llegó el alba, decidimos ir al centro de partos. Era una mañana maravillosa. Sarah nos seguía en su automóvil. Cuando llegamos al centro de partos, Sarah llevó las maletas mientras Rob aparcaba. Cuando volvió, Sarah aparcó su vehículo. No me dejaron sola ni un instante. Sentí una gran presión, en el trasero, como una plenitud. Sarah preparó la bañera, ya que sabía que deseaba un parto en el agua. Fue maravilloso poderme sumergir en una bañera profunda, con agua caliente. Sabía que no tenía la necesidad de responder a preguntas o preocuparme de otra cosa que no fuera alumbrar a mi hijo. Estaba muy entusiasmada por conocer a mi bebé. Podía sentirle cómo bajaba dentro de mí. Me acaricié la barriga, hablé con él, y le dije que se diera prisa, ya que quería verle le cara. Me sentía como si estuviera en una burbuja. Nada más me importaba. Tener a nuestra *doula*, Sarah, me permitió estar en este estado, sentirme segura y bien protegida.

No me di cuenta de cómo preparaba la habitación de la manera que habíamos planeado, apagando las luces y utilizando algunas lamparitas que habíamos comprado, y con todas mis bebidas bien dispuestas. Me sugirieron en clase que llevara bebidas para deportistas para tener energía. Ella mezcló las bebidas y se aseguró de que tomara lo suficiente después de cada contracción. Lo único que recuerdo es la pajita en mi boca y Sarah diciéndome amablemente que bebiera. Era bueno y necesario, ya que estaba bastante caliente en la bañera. Le preparó un café a Rob y una tostada, y de manera continua le decía palabras tranquilizadoras. Rob pudo preparar el vídeo y otras cámaras mientras Sarah estaba conmigo. Recuerdo estar sorprendida de la necesidad de atenciones cuando llegamos al hospital y me preguntaba cómo lo hacían los demás sin una *doula*. Sarah también se encargó de que la comadrona leyera el plan de parto antes de que lo archivara. Fue un alivio para los dos no tener que hacernos cargo de ninguna de estas responsabilidades. Pude concentrarme en lo que tenía que hacer, y Rob estaba por completo relajado y seguro porque teníamos a Sarah con nosotros constantemente. En ningún momento nos dejó solos.

Cuando Rob tuvo preparadas las cámaras, ella pudo estar cerca de mí. Sarah preparó las bebidas y Rob las compresas frías para mi frente, siempre con palabras tranquilas y dando muchos ánimos. Sabía que mi bebé estaba llegando, podía sentir su cabeza en la vagina. No quise exámenes vaginales y, por suerte, la comadrona del centro de nacimientos estaba tan atareada cuando llegamos que no nos lo ofreció. Sarah sugirió que me palpara con los dedos para ver si él estaba allí, ya que necesitaba convencerme de lo que estaba notando. Esto me dio muchas fuerzas. Poder tocar a mi bebé y sentir la dureza de su cráneo… quise más que nunca tenerlo entre mis brazos. La comadrona vino y se quedó tranquila una vez que comprobó el corazón del bebé y mi presión sanguínea. Vio que éramos un equipo bien orquestado.

Pujé con suavidad, tal y como Sarah me recordó, para permitir que el perineo se abriera lentamente. La sensación de alivio cuando sale la cabeza del bebé es indescriptible. La comadrona tenía un espejo en el fondo de la bañera y había suficiente luz en él como para ver la pequeña cabeza, los ojos abiertos, increíblemente despierto. Pareció que pasaban años hasta la próxima contracción, y de inmediato salió el resto del cuerpo, flotando en la bañera caliente. Sarah nos animó a que recibiéramos a nuestro bebé entre nuestros brazos. ¡Era una niña! Una niña tranquila y despierta, Grace, porque nació con gracia y facilidad.

Sarah fue mi apoyo. Sentí que me conocía bien a nivel emocional. Le dije cosas que nunca le habría dicho a la comadrona o al ginecólogo. Conocía todos mis miedos más ocultos, que potencialmente podrían haber influido en el parto. No creo que lo hicieran, tan sólo porque habíamos hablado suficiente de ellos en algunos de nuestros encuentros. Una hora después tuve otra gran contracción y me di cuenta de que era la placenta. La sentía acomodada en mi vagina pero no salía. Sarah sugirió vaciar la bañera, ya que también estaba pillando un poco de frío. Colocó la silla de partos en la bañera vacía, me arropó con una manta caliente, y, con la ayuda de la gravedad, salió la placenta. Rob y yo estábamos sorprendidos por su tamaño. Estuvimos en el centro de partos unas cuatro horas.

Sarah se aseguró de que estábamos bien, teniendo en cuenta que nuestras opciones eran tomar el alta o ir a la sala posnatal; nos preparó una taza de té y nos dejó abrazando y enamorándonos de nuestro bebé. Su trabajo había acabado. Estamos muy agradecidos por su sabiduría y ayuda. No tengo ninguna duda de que su presencia fue garantía de tener la experiencia de parto que habíamos deseado».

El cérvix necesita dilatarse unos 10 centímetros antes de que puedas dar a luz a tu hijo. Esto ocurre durante la primera fase del parto y lleva bastante tiempo. ¿Cuánto? Todo el necesario. No hay duda de que si estás relajada, te sientes segura en tu entorno y deseas esta experiencia, el tiempo será menor, y más agradable.

Lo que se le dice a una mujer que está en trabajo de parto durante esta primera fase de dilatación es, otra vez, muy importante. Por ejemplo, piensa en la palabra que comúnmente se usa: «contracción». Existen otros términos alternativos a contracción, que pueden ser «constricción» o «espasmo». ¿Puedes imaginarte a una mujer disfrutando con esta experiencia? No. Porque estas palabras traen imágenes de dolor a las mentes de las que han escuchado todas las terribles historias sobre el parto. Estos términos y todas sus connotaciones negativas están firmemente impresos en nuestro subconsciente. Busca palabras que las puedas asociar con tu músculo en acción (el útero) durante el trabajo de parto. Algunas mujeres se centran en «oleajes» u «olas», o quizás una sensación de «presión». Estos términos son más suaves y evocan la relajación.

Cuando sea el momento de ir al hospital, tómate todo el tiempo del mundo para llegar. Tienes que tener en cuenta no sólo el tiempo de trayecto, sino también las cosas que siempre se dejan para último momento, útiles que hay que poner en la maleta, ropa de repuesto, introducirlo todo en el vehículo y meterte en él de manera que te sientas cómoda. Todo esto lo harás con contracciones, o sea, que te puede tomar algún tiempo. Llegar al hospital quiere decir sacar todo del vehículo, llegar a la habitación de parto (entre las contracciones) y preparar la habitación para tener un entorno agradable. Si tienes la fortuna de poder tener un parto en el agua, la bañera precisa llenarse, lo que implica otros 15 minutos. Tu pareja necesita aparcar en un lugar adecuado, ya que no sabes cuánto tiempo vas a estar allí. La comadrona tendrá que hacer algunas observaciones de rutina, tomarte la presión y la temperatura, así como auscultar el corazón de tu bebé.

Como ya se ha dicho antes en este capítulo, la mayor parte de los hospitales privados y algunos otros servicios insistirán en realizar un examen vaginal cuando llegues al hospital, y en muchos hospitales se realiza un examen vaginal «rutinario» cada cuatro horas. Este examen mide el borrado del cérvix (su nivel de adelgazamiento) y dilatación del mismo, lo que para muchas mujeres no es nada cómodo. De hecho, la mayor parte de las mujeres creen que estos exámenes son muy molestos e incluso invasivos, en particular durante el parto.

Una de las principales razones de que los exámenes vaginales rutinarios se lleven a cabo es para que la comadrona pueda llamar al ginecólogo, que por lo general no está presente, para comentarle en qué dilatación cervical está, sobre todo para que puedan organizarse el día…

De todas formas, es muy curioso, ya que la dilatación del cérvix no proporciona una imagen real de lo que está pasando en el trabajo de parto. ¡Si se tiene una dilatación de 2 centímetros, en menos de una hora la mujer puede tener una dilatación de 10 centímetros!

Como hemos dicho antes, saber la medida de la dilatación puede provocar mucha presión en la mujer que «tiene que hacerlo», y puede causar que el hospital sugiera «métodos de rescate» para «acelerar» el parto. Esto dice mucho acerca de los hospitales y sus tiempos, y mucho sobre no confiar en que el trabajo de parto se desarrolle a su manera.

Cathy decidió que no quería exámenes vaginales durante el trabajo de parto. Estaba convencida de ello, pero entendía que había algunas situaciones en las que era necesario. Cuando llegó al hospital, la comadrona le pidió que se tumbara en la cama para determinar en qué fase del trabajo de parto estaba. Una mujer que está dando a luz es la mejor juez sobre en qué fase está su parto. Cathy miró con ansiedad a su *doula*, Margie. Por suerte, la comadrona abandonó la habitación para atender a otra mujer y Margie le sugirió a Cathy que tomara una ducha, mientras ella iba llenando la bañera. Cuando la comadrona volvió, Margie le dijo que Cathy estaba en la ducha y que ya le avisaría cuando estuviera libre. Aunque la comadrona estaba muy atareada, continuó entrando en la habitación para ver si Cathy estaba lista para el examen vaginal.

Cathy estaba ya en la bañera y Margie se dio cuenta de que estaba haciendo algunas respiraciones dirigidas a su vagina durante algunas de las contracciones. Cathy le preguntó a Margie si se le

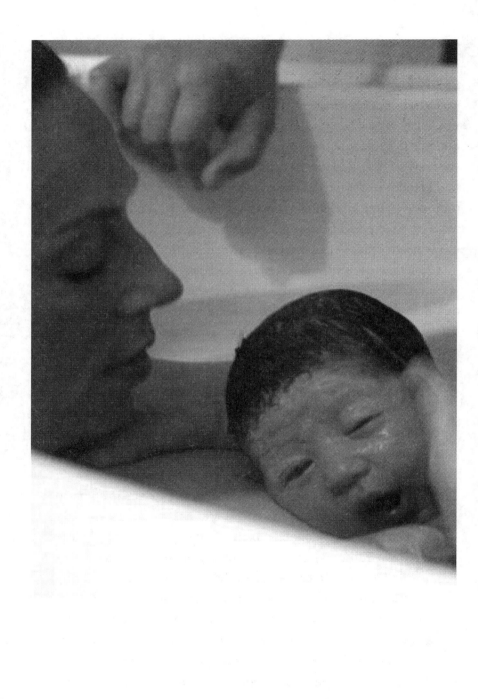

podía realizar el examen vaginal, ya que la comadrona se estaba poniendo muy nerviosa. Margie sugirió a Cathy que lo comprobara ella misma, palpando con sus dedos en la vagina, mientras estaba en la bañera. Cathy lo hizo pero estaba alarmada porque no sintió nada. Se empezó a poner nerviosa. Margie le preguntó qué es lo que notaba. «Sólo algo duro», le respondió. Margie sonrió y le anunció que era la cabeza del bebé. Cathy volvió a tocar y se alegró de saber que eso era la cabeza del bebé. Cuando la comadrona llegó, Cathy le dijo muy orgullosa que había notado la cabeza del bebé y que sentía que había empezado a bajar. No necesitó ningún examen de la comadrona.

Algunas mujeres quieren saber el nivel de dilatación. La *doula* siempre las anima a pensar cómo cambiará esta información lo que ya están haciendo. También las anima a confiar en su cuerpo y a permitir que el parto se desarrolle de manera natural, en vez de estar atrapada por los exámenes vaginales, que pueden tener un impacto negativo en su parto.

Algunas veces los exámenes vaginales son necesarios:

» Si la mujer tiene la presión sangínea muy alta.
» Si la mujer es diabética y toma insulina.
» Si la mujer ha estado de preparto durante muchos días y está muy cansada.
» Si la mujer ha estado en trabajo de parto durante un largo período de tiempo y muestra signos de extremo cansancio o deshidratación.
» Si el latido del corazón del bebé muestra desaceleraciones (esto indica que el bebé no está bien).
» Si existe meconio (las primeras heces del bebé) en las aguas.
» Si la mujer pide algún tipo de medicamento: se aconseja un examen vaginal, ya que generalmente indica que está a punto de tener a su bebé.

A las 39 semanas lo tenía todo preparado, mi plan de parto en las manos y estábamos listos. De todas formas, durante mi visita semanal con los doctores me detectaron un nivel alto de ácido biliar en sangre. Esto significa que mi bebé tenía que nacer porque existía la posibilidad de que naciera muerto.

Empezamos a tener mucho miedo. No podíamos abandonar el hospital después de saber los resultados del análisis, y los médicos querían empezar una inducción. Los doctores me explicaron lo que pasaría durante la inducción y también la posible cascada de intervenciones. No tenía buena pinta, y no estábamos preparados para esto, pero todo lo que queríamos era tener a un bebé sano. Fue muy triste tener que abandonar la idea de un parto natural a estas alturas. La inducción empezó a las cuatro de la tarde y me llevaron en silla de ruedas a mi habitación.

Beck, nuestra *doula*, estuvo genial. Nos hizo sentir bien con todo lo que estaba pasando, y nos tranquilizó en todo momento. No progresé con la primera dosis de gel, y no estaba sucediendo nada, por lo que Beck volvió a casa, diciéndonos que la llamáramos cuando se presentaran cambios. Tony y yo estuvimos allí toda la noche. Pedimos la cena y esperamos.

A medianoche la comadrona vino, me puso la segunda dosis de gel y se fue. Hacia la una de la madrugada me estaba retorciendo del dolor. Me pregunté si con la inducción era normal sentirme así. No había absolutamente ninguna pausa entre las contracciones e imaginé que formaba parte de la inducción.

En esta fase, ni tan siquiera pensé en hipnorrespiración. Mi cuerpo y mente estaban viviendo un choque. Vacilé toda la noche, confusa y con dolor, y queriendo algo que me calmara. Tony llamó a Beck por la mañana, dominado por el pánico, ya que yo estaba pidiendo la epidural. En este punto, Tony pensó que teníamos problemas. Por teléfono Beck, nos dijo que practicáramos hipnorrespiración, que ella estaba de camino.

Tony me recordó el tema de la respiración, y empecé a respirar profunda y lentamente. Cuando Beck llegó, yo estaba en planta, así que nos dirigimos a la sala de partos.

No nos lo podíamos creer. Tendríamos un parto natural en el agua porque yo era capaz de tener contracciones regulares y todo estaba tomando un ritmo. Preparamos la bañera y me sentí muy bien con todo este proceso, incluso disfrutando de las contracciones cuando venían y se iban al centrarme en la respiración. Poco tiempo después de estar en la bañera, la comadrona nos anunció que teníamos que ir a la sala de exámenes, ya que era necesario realizar una monitorización debido a la inducción. Pensé: «Otra vez esa palabra de intervención».

Beck y Tony hablaron con los doctores y tuvimos algún tiempo más con el que pude avanzar en el trabajo de parto, y eso era bueno. Sabía que mi bebé lo estaba haciendo bien. Como mi trabajo de parto avanzaba, los doctores nos dejaron solos con la condición de romperme las aguas hacia el mediodía. En esos momentos había dilatado 7 centímetros y estaba meditando.

Mis contracciones cada vez eran mayores, y mi respiración más profunda. Como cada vez estaba más cerca de conocer a mi bebé, las comadronas me trajeron una piscina hinchable. Beck se aseguró de que pudiéramos tener algunas partes del parto que queríamos. Tuve a mi bebé en la piscina esa misma tarde y fue maravilloso verlo flotar tranquilamente en el agua, tan divino y relajado. Nuestro bebé nació sano y feliz.

Las comadronas, Beck y Tony trabajaron conjuntamente. Fue una combinación perfecta. No nos impusieron ninguna norma, pero tuvimos algunas directrices que todos siguen, respetando y cuidando nuestro derecho de nacimiento. Tony dijo que cuando se acercaba el final miró y vio a un grupo de mujeres a mi alrededor, mirando y esperando el milagro. Fue perfecto.

Dar a luz toma todas las energías, concentración y determinación que nunca pensé que tuviera. Fue como un maratón. Estaba

muy orgullosa de todos los que estuvieron presentes, especialmente de mi bebé. A menudo le explicamos al bebé esta historia y
le encanta oírla. Para nuestro próximo parto, seguro que haremos
respiración hipnótica y visualizaciones. Y, claro está, querremos
tener otra vez a nuestra maravillosa *doula*, Beck. Tuvimos mucha
suerte de poder contar con ella.

AMBER Y TONY

La capacidad de negociación de la *doula* de Amber y Tony no debe ser
desestimada. Muchas conversaciones tuvieron lugar en privado para no
molestar a Amber y a Tony, conversaciones con mucho tacto y respeto
sobre cómo seguir los deseos de Amber, conociendo los protocolos del
hospital sobre la monitorización.

No tengo ninguna duda de que, sin una *doula*, este parto habría sido
una cascada de intervenciones médicas y, seguramente, habría acabado
en una cesárea.

CONSEJOS IMPORTANTES PARA EL...

» Escucha a tu cuerpo y sigue sus indicaciones.
» Conecta con tu bebé. Tócale y habla con él durante el parto.
» Confía en la *doula* para negociar con el personal médico.
» Confía en tu *doula* para que te prepare el ambiente de la manera que desees.
» Bebe mucha agua. Tu cuerpo está realizando un trabajo duro y es importante estar bien hidratada, en particular si estás en un lugar con aire acondicionado.
» Come cuando tengas ganas. Sí, PUEDES comer durante el trabajo de parto. Una mujer relajada a menudo tiene hambre y come con normalidad.
» Déjate ir y relájate. Si has estado practicando relajación, meditación o HypnoBirthing, continua escuchando los CD.
» Relájate en una bañera profunda, con agua caliente, o bajo la ducha.
» Confía en la *doula* para proteger tu espacio.

> » Muévete con tu bebé y tu cuerpo, buscando la posición que más te convenga.
> » Realízate un masaje.
> » Déjate llevar.
> » Utiliza compresas calientes/frías.
> » Pon música diferente a la que usas para relajarte.
> » Confía y maravíllate de tu bello cuerpo que está de parto.
> » Confía y déjate llevar.

Segunda fase del trabajo de parto

Se define como el tiempo que transcurre desde la dilatación completa (10 centímetros) hasta el parto. Como ya se ha dicho, muchos hospitales conceden un margen de dos horas. Pero las mujeres que practican HypnoBirthing tienden a tener una segunda fase más larga, ya que impulsan al bebé hacia abajo a través del canal vaginal lenta y suavemente.

Algunas mujeres sienten una abrumadora sensación de pujar. Otras lo describen como una sensación de plenitud en el fondo de la vagina, o mucha presión. Y otras no sienten nada. Todas estas diferentes experiencias son normales, sólo has de esperar y dejar que el bebé salga cuando esté listo.

La sensación de empujar a tu bebé hacia abajo a través del canal de parto puede ser muy satisfactoria, trabajando con tu cuerpo que está dando a luz y tu bebé, fluyendo con el parto, estando cada vez más cerca de conocer a tu bebé desde el exterior. No es necesario que nadie intervenga en esta progresión. Tu *doula* se encargará de mantener el espacio en calma y tranquilo, y te animará cuando sea necesario. Se asegurará de que la luz sea tenue, de que suene suavemente tu música favorita y de que el ambiente esté preparado para dar a luz de la manera que deseas. Será una guía para el papá, que a veces es el primero en ver la cabeza del bebé cuando éste baja, después vuelve a subir, y con cada contracción está un poco más cerca de salir. Es extraordinario y hermoso. Disfruta con estas sensaciones. Habla con tu bebé, trabaja con él, y siente cuán cerca estás de tenerlo entre tus brazos.

Quizás quieras algún accesorio, ya que con ellos tal vez te sientas más cómoda durante el trabajo de parto: pufs, colchones de yoga, sillas de parto, pelotas grandes, la cama para descansar o dormir, almohadas, bañera o ducha y, claro está, el baño. Nunca se han de desestimar los beneficios del baño durante el trabajo de parto. He visto a muchas mujeres gravitando de manera natural para sentarse, en privado, en el baño. No para hacer sus necesidades, que también puede ocurrir, sino porque es un lugar seguro, confortable, en posición casi de cuclillas, en que la mujer puede estar durante algunas horas. Como la bañera, el baño proporciona cierta protección física… ¿Quién va a molestar a una mujer que está en el baño?

Es muy importante facilitar el descenso de tu bebé por el canal de parto de manera suave y tranquila. Como se ha dicho antes, es aconsejable no tener pujos dirigidos, con la comadrona o el ginecólogo con expresiones del tipo: «Puja más, más fuerte, más tiempo, aguanta la respiración y continúa». Estas instrucciones te impiden creer que puedes hacer esto por ti misma, siguiendo las instrucciones de tu cuerpo. Con toda seguridad llevará más tiempo hacerlo de manera suave y tranquila, pero si estás en sintonía con tu cuerpo y le facilitas al bebé la bajada, seguro que resultará más tranquilo para él, protegerás más tu perineo y será una experiencia de parto mucho más satisfactoria. Muchas mujeres afirman que dejar descender al bebé y tocar su cabeza cuando sale proporciona una mayor sensación de conexión. Creo que la mayor emoción cuando sale la cabeza del bebé es la de total alivio. Sacar la cabeza requiere muchísima energía. Esa pequeña cabeza se coloca allí y el bebé tiene un respiro, antes de que con la siguiente contracción salgan los hombros y el resto del cuerpo. La magia de los partos en el agua es ver la pequeña cabeza en el agua, con los ojos abiertos, totalmente tranquilo y muy despierto. Con la próxima contracción, el bebé nacerá y la mamá, y sólo la mamá, será la que lo reciba entre sus brazos. La belleza de ver a la madre contemplando al bebé, y cómo se conocen el papá y el bebé es abrumadora. Tantas y tantas emociones…

Habla con tu bebé y recíbelo en este mundo, ya que no hay nada que le guste más que la voz de sus papás. El apego es la base de la conexión emocional, que empieza en el útero, entre la mamá y el bebé, y el papá y el bebé.

Los dos tienen el deseo de entablar conexiones inmediatamente después del parto. Esto se produce por el contacto piel con piel, por la comunicación audiovisual, los cuidados, la lactancia, tenerlo en brazos, acariciarlo y masajearlo. El bebé busca una cara humana. Si llevas a tu bebé cerca de tu cara y le hablas, esto se grabará en su mente, y en unos minutos, funcionará a nivel de respuesta.

El bebé conoce a la madre desde el interior. Conocer a la mamá desde el exterior es una experiencia diferente. La manera en que entran en contacto marca un patrón de cómo se repetirá una y otra vez.

Tu *doula* se asegurará de que dispongas de este tiempo de intimidad y de que tú y tu pareja podáis recibir a vuestro bebé en los brazos de mamá. Ella se asegurará de que se respete la impronta natural en este momento especial. Michel Odent (1998) habla de «la importancia de no interrumpir, incluso con palabras, y aconseja que la nueva madre no se sienta observada ni inhibida en el primer encuentro con su hijo». Cuando un bebé tiene contacto piel con piel con el pecho izquierdo de la madre (que es donde las nuevas madres en todas las culturas instintivamente acunan a sus bebés), y al mismo tiempo entra en contacto con el corazón de la madre, según Joseph Chilton Pearce (1992), «una cascada de información de apoyo activa todos los sentidos, el instinto y la inteligencia necesaria para el cambio radical del entorno, o sea, que el aprendizaje inteligente empieza al nacer (pág. 114)».

Pesar, medir y saber el perímetro craneal debe retrasarse lo máximo posible. De hecho, pueden realizar todas estas mediciones justo antes de abandonar el hospital, o no hacerlas. Éste es otro requisito que ha de ser cumplimentado para los registros hospitalarios. En realidad, la mayor parte de los padres tienen curiosidad por saber cuánto pesa el bebé, pero no necesita saberse justo después del parto. El apego entre la madre y el bebé no debe interrumpirse.

Algunas veces, claro está, las cosas no suceden como habíamos pensado, y en ocasiones se llama demasiado tarde a la *doula*.

Lara estaba a punto de tener a su segundo hijo. Estuve presente en su primer parto, y ella no acababa de tener claro si necesitaba a una *doula* o no. A las 37 semanas tuvimos una conversación, ya que ella se dio cuenta de que algunas preocupaciones le rondaban por la cabeza, y sintió la necesidad de ayuda. Era una atareada mañana de viernes cuando sonó el teléfono. Era Justin, su pareja, pidiéndome que fuera a su casa. Lara llevaba unas tres horas con contracciones. El viaje fue un poco más largo de lo normal debido al intenso tráfico. Cuando llegué a su casa, pareció que Lara estaba en pleno trabajo de parto, con contracciones regulares, cada vez más largas y fuertes. Todo iba bien. Estuvimos en casa otra hora, y entonces Lara decidió que era hora de dirigirse al hospital, teniendo en cuenta la hora que era, y el tráfico que había.

Ellos tenían dos vehículos, y mientras Justin empezaba a meter las maletas en uno, se dio cuenta de que no había espacio para Lara en el asiento trasero, debido a la sillita del niño y la cunita en los dos automóviles. Justin sugirió que fuéramos en el mío. La luz de la gasolina estaba encendida (poner gasolina es una cosa que siempre dejo para el último minuto). Mi vehículo estaba particularmente sucio, otra tarea sobre la que he pensado mucho. Pero no era el momento de preocuparse, y tenía la esperanza de tener suficiente gasolina hasta llegar al hospital. Nos metimos en el automóvil, Justin conducía y Lara estaba en los asientos traseros con su cabeza reposando sobre mi regazo. Justin estaba un poco preocupado por la gasolina, pero intenté tranquilizarle (eso sí, con los dedos cruzados). Lara estaba pujando, y yo le recordaba que tenía que respirar durante las contracciones.

Eran más o menos las 10.30 de la mañana y nos encontramos con todos los semáforos en rojo. Justin, una persona muy centrada la mayor parte del tiempo, se inclinó hacia atrás y empezó a tomar fotos a Lara. Era una situación tan cómica que tanto Justin como yo empezamos a reír. Me di cuenta de que algunas personas nos estaban mirando. Mi logo, mi página web y mis números de teléfono estaban pegados por todo el vehículo, y miré de manera divertida cómo los transeúntes observaban lo que estaba pasando.

Finalmente llegamos al hospital con Justin gritando a todo el mundo que se apartara. Dejamos el automóvil en medio de la calle con las llaves puestas y nos metimos en el ascensor, ya que Lara decía que el bebé estaba saliendo. Respiramos juntas, y yo intentaba tranquilizarla. Me di cuenta, cuando las puertas del ascensor se abrieron, de que había otras cuatro personas en él. Una mujer anciana en silla de ruedas posiblemente tuvo un gran choque, ya que Lara tuvo una fuerte contracción y se agarró de la silla de ruedas, y todos pudimos ver cómo temblaba con la fuerza de la contracción. Nadie dijo nada. Nos pareció un viaje eterno en el ascensor. Lara se arrastró, llegó a la sala de partos, se colocó en la alfombra, y finalmente se relajó y dio a luz a su bebé.

Sabemos que una mujer trae su pasado al parto desde la impronta inconsciente de cómo fue su nacimiento, las historias que le han contado, los libros que ha leído y los consejos que le han dado. Las mujeres que han asistido a clases de HypnoBirthing y que han practicado las técnicas recomendadas tienen menos posibilidades de tener miedo durante el parto. Pero, a veces, incluso para ellas, un miedo que ha permanecido latente durante mucho tiempo puede emerger durante el trabajo de parto. Las *doulas* se han formado para reconocer este miedo, que puede hacer que el trabajo de parto se ralentice. Como se ha dicho antes, una mujer que está dando a luz no es capaz de articular sus pensamientos de manera clara. La ventaja de que la *doula* pueda conocer a la mujer durante el embarazo es que podrá analizar de manera sutil los posibles problemas que puedan acaecer durante el parto. Puede ayudar a la mujer a volver atrás para poder expresar sus miedos, tranquilizarla, leer algo que libere su terror o realizar alguna visualización, permitiendo que se libere y se relaje. Sentirse por completo segura con una *doula* crea la libertad de permitir a la mujer explorar y confiar en su propia capacidad.

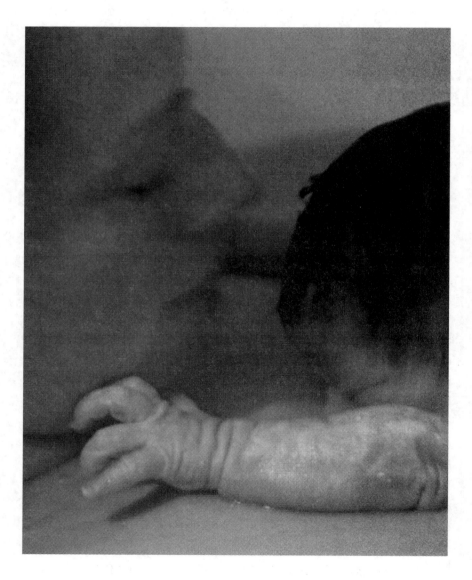

Tercera fase del parto

La tercera fase, el alumbramiento de la placenta, a veces se ignora y se considera que no tiene ninguna importancia. Las prisas de los hospitales y los ginecólogos hacen que el alumbramiento de la placenta se considere algo que debe suceder de manera rápida. Después de todo, el bebé ya ha nacido, está sano y todos están contentos. Pero tanto la madre como el bebé están pasando por una gran transición. Para los bebés esto significa cambios fisiológicos para adaptarse al nuevo y diferente entorno. Para la mamá, implica la transformación de mujer embarazada a mujer no embarazada en cuestión de minutos, y muchas comentan lo diferentes que se sienten sin tener al bebé en su interior. Tu *doula* se asegurará de que sean respetados todas tus sensaciones y comportamientos intuitivos que acompañan al parto.

Si das a luz en un centro de nacimientos o pares en casa, las comadronas estarán felices de ayudarte a tener una tercera fase normal de parto.

Este increíble órgano, la placenta, es lo que ha alimentado a tu bebé durante 40 semanas. Es fascinante observarla con detenimiento con tu comadrona. Te mostrará el saco en el que creció el bebé, la membrana que lo recubre y la riqueza de vasos sanguíneos que transportan el alimento al feto.

La *doula* te habrá hablado del alumbramiento de la placenta en las visitas durante el embarazo, por lo que ya habrás tenido tiempo de investigar y pensar qué es lo que sucede y decidir qué quieres hacer. También se asegurará de que incluyas este tema en el plan de parto.

Por desgracia, en muchos hospitales se proporciona una inyección de syntocinon de manera rutinaria a la mujer cuando nace el bebé. El syntocinon es una oxitocina sintética, que también es liberada por la glándula pituitaria de manera natural. Este procedimiento se introdujo teniendo en mente dos beneficios: ayudar a controlar el sangrado, lo que lleva implícito que todas las mujeres sangran en abundancia, y acelerar la tercera fase del parto.

La potente liberación de oxitocina natural ocurre cuando se conocen la madre y el bebé, se miran a los ojos y el bebé acaricia con la boca el pecho de su madre, en especial si succiona. (Muchos bebés sólo quieren lamer, oler y husmear antes de agarrarse al pecho). Esto hace que se segregue oxitocina desde la glándula pituitaria, que está en el cerebro, lo que hace que la placenta se separe de la pared del útero y que la madre tenga la necesidad de pujar y alumbrar la placenta. Muchas mujeres describen una sensación de «plenitud» en su vagina, o la necesidad de dar algún empujoncito. Cambiar de posición, y pasar de estar estirada a arrodillada o de pie, puede ayudar al alumbramiento.

El problema a la hora de proporcionar syntocinon es que el cordón umbilical será pinzado y cortado con mucha rapidez, aplicándole presión, lo que puede causar mucha «tirantez». Y esto implica dolor en muchas mujeres. Como mínimo es importante que el pinzamiento y el corte del cordón se realicen cuando haya terminado de latir. Si el cordón se corta de manera prematura, se detiene de manera abrupta el flujo de sangre hacia el bebé, privándolo de una buena fuente de oxígeno y de nutrientes. Si se le permite al bebé tomar sus primeras respiraciones con el continuo beneficio del oxígeno de la placenta, se facilita la tarea de llevar aire a los pulmones una vez que ha salido del interior de su madre. Es una manera más fácil y cómoda de introducirlo en la respiración.

Otra opción es tener un nacimiento de loto, en que la placenta permanece conectada al bebé hasta que el cordón se separa de manera natural, lo que puede llevar algunos días. Para muchas mujeres esto es un vínculo importante: quieren que se desarrolle de manera natural, permitiendo al bebé separarse de la conexión interior a su propio ritmo. No existe riesgo de infección, ya que no ha existido ninguna lesión. Algunas mujeres utilizan sal marina para conservar la placenta y evitar el mal olor. Colocan la placenta en un cuenco o en una bolsa especial para la placenta para poder transportarla conjuntamente con el bebé. Un nacimiento «de loto» honra la conexión entre el bebé y su madre, respetando el «alimento original» de la placenta.

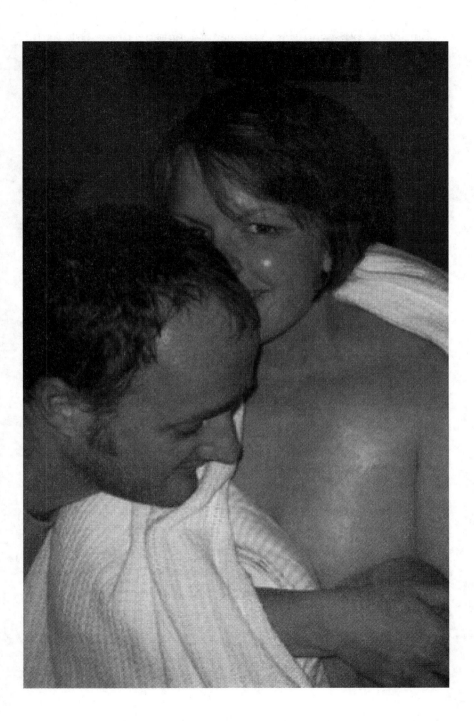

Entonces, ¿qué ocurre con la placenta al final del proceso de parto? Puedes dejarla en el hospital para que dispongan de ella, o te la puedes llevar a casa y plantarla en una maceta o en el jardín con un bello arbusto o árbol. Es un magnífico fertilizante. Y es divertido tomar una fotografía de tu hijo, cada año, al lado del árbol. Algunas parejas se llevan la placenta a casa y la introducen en el congelador hasta que deciden qué hacer con ella. Ningún hospital puede negarte que te quedes con la placenta. Es tuya. La placenta también puede cocinarse, molerse e introducirla en cápsulas, de la siguiente manera:

» Hierve la placenta en agua durante unos 40 minutos.
» Déjala enfriar y córtala en finas tiras.
» Introdúcela en el horno a unos 80 °C durante unas cuatro horas.
» Muélela.
» Compra cápsulas vacías en una tienda de nutrición y llénalas.

Existe la creencia tradicional de que comer la placenta es beneficioso. Por ejemplo, algunos consideran que reduce el riesgo de depresión posparto. Aunque no existen evidencias científicas que apoyen estas afirmaciones, muchas mujeres relatan que se han sentido fantásticas después de haberse comido la placenta, ya sea cocinada o seca o bien en cápsulas.

En muchas culturas la placenta tiene un lugar especial en rituales que se realizan después del parto. Existe la tradición hawaiana, mencionada anteriormente, de plantar un árbol, para verlo crecer junto con el pequeño. En Malasia es común que en los hospitales entreguen la placenta a los padres para que la entierren. Los maoríes tienen una palabra para la casa o tierra ancestral, *turangawaewae*, que es donde está enterrada la placenta (*whenua*). Cada vez es más común que neozelandeses de cualquier origen étnico entierren la placenta y planten un árbol encima.

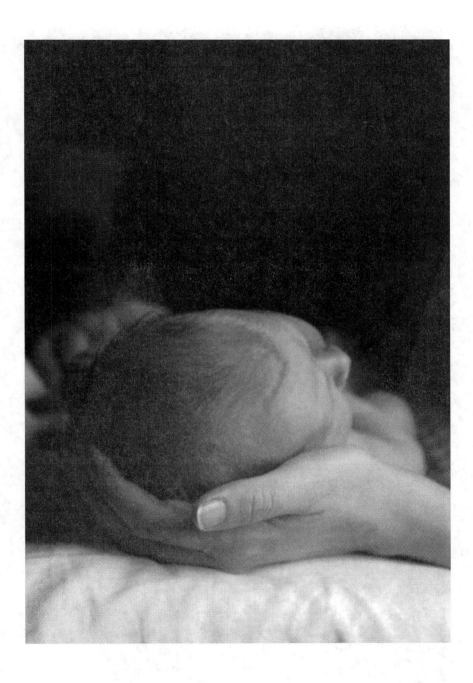

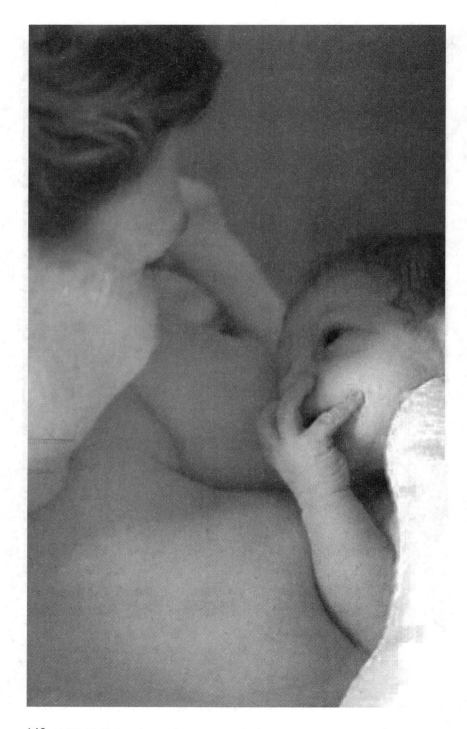

Capítulo 6

La lactancia

El apego continúa. Ya tienes a tu hijo entre tus brazos, os habéis mirado a los ojos y os habéis presentado. Saludar a tu bebé, con la voz más dulce y suave posible, es muy importante. El parto es una experiencia abrumadora, que a menudo se presenta como una verdadera confrontación, ciertamente surrealista. A veces, los nuevos padres y madres están estupefactos durante el momento del nacimiento y perdidos para decir alguna palabra. Tu *doula* se asegurará de que dispones del espacio suficiente para maravillarte con tu precioso bebé y poder hablar con él, tocarlo y acariciarlo. Este momento debe respetarse. Debe haber silencio para amamantar. Confía en que tu bebé te hará saber cuándo está preparado. Si tienes un contacto piel con piel y nadie más ha tocado al bebé, él mismo, a su ritmo, iniciará el reflejo de arrastre. Siempre me asombra ver a los pequeños bebés arrastrándose y deslizándose hacia el cuerpo de su madre, moviendo la cabeza y, por fin, agarrándose muy bien de su pecho. Si la gente que te rodea es suficientemente respetuosa para permitir que esto tenga lugar, sin interferencias, no tendrás ningún problema con la lactancia. Hay mucha bibliografía donde se explican de manera detallada los numerosos «problemas» que puede tener una mujer con la lactancia. ¡Pero no en este libro! Sé que si te has informado bien del embarazo, el parto y la lactancia, has tenido un maravilloso embarazo, te has sentido bien con tus profesionales médicos, has tenido a tu lado a una *doula* y has experimentado un bonito y tranquilo parto, no tendrás ningún problema con la lactancia. No obstante, quiero compartir contigo algunos consejos:

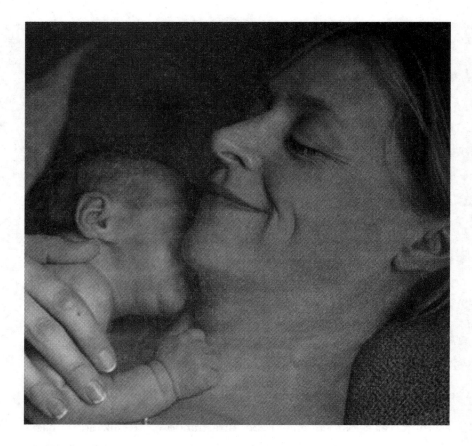

» No te preocupes si el bebé está medio dormido durante las primeras 24 horas. Es normal.

» Mantén cerca de ti al bebé, para que de esta manera pueda olerte y tocarte y adaptarse poco a poco a su nuevo mundo. Imagínate que eres este bebé, saliendo de un mundo con un entorno perfecto, y que de pronto te colocan en una cuna de plástico, con un colchón de plástico, envuelto en sábanas y solo. El bebé necesita estar contigo.

» Ten en cuenta que la primera vez que se agarre a tu pecho lo notarás muy fuerte, ya que los bebés succionan con fuerza. Después del enganche inicial, esta fuerte sensación se reducirá y te sentirás más cómoda. En caso contrario, tu *doula* o comadrona te pueden dar algunos consejos sobre cómo interrumpir momentáneamente la succión y retirar al bebé del pecho con rapidez. Espera hasta que la boca del bebé esté abierta e inténtalo de nuevo.

» No dejes que el bebé se agarre al pezón. Es necesario que introduzca también parte de la aureola en su boca.

» Deja que el bebé mame cuando quiera, siempre y cuando tus pezones no estén muy sensibles. Descansa y dale de mamar. Relájate y fluye con las necesidades de tu bebé. Si puede ser, tú y tu bebé deberíais dormir en la misma cama.

» Ten en cuenta que va a llevarte algún tiempo que te sientas cómoda y relajada con la lactancia. Puede ser una buena idea que tu comadrona o tu *doula* compruebe que el bebé se esté agarrando correctamente.

» Asegúrate de que tienes la ayuda necesaria: alguien para limpiar la casa, cocinar y que te proporcione comida revitalizadora.

» Relájate y disfruta de este tiempo tan especial.

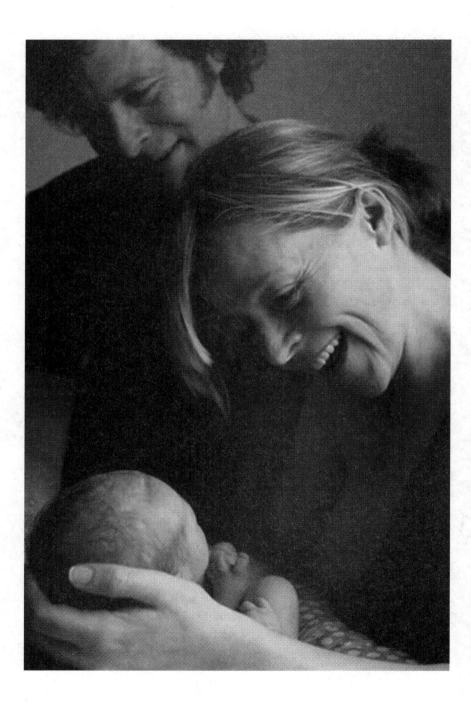

El pecho produce el calostro durante el embarazo y en los primeros días de la lactancia. Esta leche especial es entre amarillenta y naranja, espesa y un poco pegajosa. Es baja en grasas y alta en carbohidratos, proteínas y anticuerpos para ayudar a que tu bebé esté sano. Es el alimento perfecto para tu bebé y se digiere con mucha facilidad. No es muy abundante, pero tiene una gran concentración nutricional. El calostro tiene un efecto laxante, y ayuda a tu bebé a que evacúe sus primeras heces, cosa que permite excretar el exceso de bilirrubina (un derivado de la descomposición de los glóbulos rojos) y a prevenir la ictericia.

La leche sube entre los dos y los cuatro días posteriores al parto. Puedes sentir tus pechos llenos y pesados. Los bebés se despiertan y quieren mamar con mucha frecuencia durante las primeras 24 a 48 horas hasta que la leche salga correctamente. Es normal que estén un poco inquietos, ya que su pequeño estómago se está acostumbrando a sentirse lleno.

ACOMPAÑAR A LA MADRE

La *doula* que escojas para el parto ha de estar también capacitada para proporcionarte cuidados posnatales, ya que puede ser un buen soporte durante este período, ayudándote en tu casa. La formación de *doula* especializada en cuidados posnatales proporciona el conocimiento sobre el desarrollo del recién nacido, tanto a nivel físico como emocional, la lactancia, la vinculación y el apego, al mismo tiempo que ayuda a entender las necesidades de la nueva familia y a que te establezcas de nuevo en casa. Esto te permitirá sentirte respaldada y ayudada, y podrás relajarte y concentrarte para estar plenamente dedicada a tu bebé. La *doula* posnatal puede visitarte cada día o incluso permanecer contigo durante la noche. Este servicio debe ser flexible y basarse en tus necesidades. La *doula* responderá a todas tus preguntas, te guiará y te ayudará, y se asegurará de que duermas las horas suficientes y de que comas lo necesario.

Muchas mujeres hoy en día no tienen a su familia cerca, o ésta tiene otras obligaciones y no puede ayudar. Los conocimientos y el soporte profesional de una *doula* especializada en posparto en estas circunstancias son indispensables. Ella compartirá su saber acerca de los cuidados del recién nacido, los pañales, la bañera, los masajes y muchas cosas más. Ella entenderá y ayudará en el período de transición de la lactancia, del calostro a la leche, asegurándose de que descanses y de que el bebé se agarre correctamente y que no te lastime los pezones.

TU INSTINTO MATERNO

No subestimes nunca el poder que se encuentra en tu interior. Confía en tu instinto sobre lo que es mejor para el bebé. En nuestra era altamente tecnificada es fácil creer que no sabemos nada, y por ello buscamos lo que es mejor para nuestro bebé en Internet, en un libro o en los diversos profesionales de la salud.

Una nueva madre sabe qué es lo mejor para su bebé. Nadie lo conoce mejor que tú. Has llevado dentro a este bebé durante cuarenta semanas, lo has parido, te has apegado a él y ahora lo amamantas. Confía en tus instintos. Tu *doula* posparto te proporcionará el espacio y el coraje suficientes para que te pongas en contacto con tus conocimientos maternos instintivos.

Casi con seguridad tendrás que aprender cosas sobre el recién nacido. El truco reside en ser capaz de filtrar la abundante información y saber cuál puede ser útil para ti y para tu bebé. Asistir a grupos de apoyo para nuevos padres puede ser una fantástica idea, ya que se trata de un grupo de ayuda. Busca alguno de estos grupos que den buenas charlas. Es una maravillosa oportunidad de hacer nuevos amigos de por vida, otras nuevas madres que seguro que entienden lo que significa tener nuevos miembros en la familia.

Desconfía de los libros que te marquen rutinas y horarios. Un bebé no necesita «estar controlado». Las implicaciones de esto es que si no tienes al bebé dentro de la «rutina», entonces parece que has fracasado. Recuerda que el bebé no puede decirte la hora o leer el libro. Obsérvalo, escúchalo, entra en sintonía con él y verás que si cuidas de él, será un bebé y un niño cariñoso y seguro de sí mismo. Sus necesidades cambiarán a medida que vaya creciendo y desarrollándose y, como padres, necesitamos ser suficientemente flexibles para entender estas necesidades de crecimiento para adaptarnos y proporcionarle lo que precisa de la mejor manera posible.

EL APEGO

El apego es la base de la conexión emocional existente entre la madre y el bebé y el padre y el bebé. El apego empieza a gestarse ya en el útero. Al nacer, el bebé busca una cara, sobre todo la de su madre o la de su padre y trata de acercarse. Esto activa su cerebro y su conciencia de este nuevo entorno en el que se encuentra. Conocer a mamá y papá desde el exterior es muy importante. El modo en que un bebé entra en contacto en el momento del nacimiento establece un patrón sobre cómo ocurrirá una y otra vez. El apego sucede a través del contacto visual, con el contacto piel con piel, con la crianza (con los abrazos, los masajes o el tacto) y con la lactancia. Si estas cosas se suceden de manera espontánea, serás testigo de un crecimiento sano de tu hijo y de un increíble desarrollo de ti misma, como mujer y como madre.

Las necesidades de tu bebé son simples durante las primeras semanas. Necesita estar lo más cerca posible de mamá y de papá, ser amamantado a menudo, mantener los pañales limpios, y, lo más importante de todo, precisa muchos abrazos y escuchar cómo le hablas. Un recién nacido no es exigente, ni tampoco está buscando llamar la atención, ni es un malcriado. Es una personita en un mundo nuevo y extraño y está tratando de adaptarse. Este proceso de adaptación y de apego debe ser lento y regular, de apoyo y cuidado.

Descubrí sentimientos que no sabía ni que existían. La profundidad de los sentimientos de amor, de apego y de protección que se despertó en mí era sorprendente. Era un amor completamente diferente del que yo había experimentado.

Seguimos una tradición que se repite en muchas culturas. Estuvimos en casa durante 30 días, manteniendo al bebé en una luz tenue durante las dos primeras semanas, y de esta manera fue posible que se integrara en su nuevo entorno. Ha crecido teniendo mucha confianza en las nuevas cosas que le hemos ido presentando, y estoy segura de que se debe a que empezamos todo poco a poco y de manera segura. Con nuestra estupenda *doula* posnatal, que vino a casa cada día durante dos semanas, gozamos de su ayuda, seguridad y confianza, y estuvimos seguros de que estábamos dándole a nuestro bebé un maravilloso inicio en esta vida. Le doy las gracias desde lo más profundo de mi corazón.

SUSIE

EVALUACIÓN DEL PARTO

La *doula* te visitará en casa aproximadamente una semana después del parto para llevar a cabo una evaluación completa del parto. Esto es muy importante, incluso si has tenido una maravillosa experiencia de él. Tu *doula* te hablará de las cosas que pasaron durante el trabajo de parto, desde el principio del mismo hasta el parto propiamente dicho y la llegada a casa. Ella te aclarará las cuestiones temporales y las ubicará en su contexto. Te confirmará conversaciones que puedes haber oído, te explicará el significado y te recordará los nombres de las comadronas que te atendieron durante el parto.

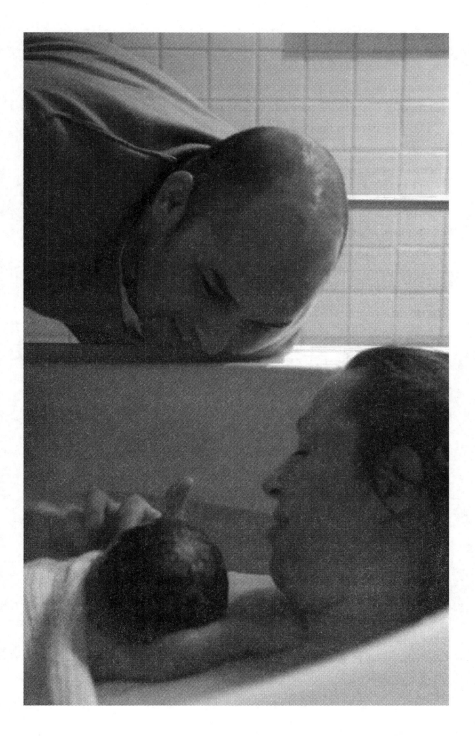

Si se produjo alguna intervención de la que no estás satisfecha, es una gran oportunidad de comentarla con detenimiento. Tu *doula* te ayudará a que expreses tus sentimientos sobre lo que pasó y a entender las razones médicas asociadas con esta intervención.

Ella te guiará en las cosas que quieres que sean diferentes la próxima vez, en los cambios en los cuidados y en la elección del lugar del nacimiento y preparación para el parto.

El trabajo de parto y el parto pueden resultar chocantes para los hombres. Ellos no tienen la misma conexión con el embarazo y el parto que las mujeres, la experiencia de sentir crecer al feto, de notar cómo se mueve dentro de ti y de visualizar el parto durante el embarazo.

Al contrario que las mujeres, que tienen muy presente el momento del parto, los hombres, por naturaleza, están un poco más distanciados de este momento. Tienen mucho tiempo para preocuparse por sus parejas y sus hijos, sobre todo porque ellos no saben lo que significa «normal».

No sé qué hubiera pasado sin nuestra *doula*. Megan se pasó mucho tiempo bajo la ducha durante el trabajo de parto. Cuando una contracción acababa, ya estaba pidiendo bebidas, quería que cambiara la música... pero al mismo tiempo no deseaba que me alejase de su lado. Nuestra *doula* fue capaz de hacerse cargo de todo. Esto me permitió dedicarme a Megan, que siempre estaba pegada a mí, puesto que necesitaba mi presencia física. Megan también tenía otras necesidades, y nuestra *doula* fue capaz de adelantarse en la mayoría de los casos de manera satisfactoria. Esto nos permitió tener un parto muy íntimo, juntos, como queríamos los dos. Sin una *doula*, habría estado siempre dando vueltas sin saber qué hacer.

ADAM

Hicimos el trabajo de parto en casa hasta las tres de la madrugada. Fueron momentos extraordinarios, asombrosos, bonitos y cruciales. Entonces llamé a nuestra *doula*. Susan llegó a nuestra casa y, al poco tiempo, nos dirigimos al centro médico. Sarah continuó con las contracciones hasta las once de la mañana, hora en que nació Eva en la bañera.

Todo fue bien. Todo estaba bajo control. Ésta es posiblemente la clave de por qué Susan fue una excelente *doula*: estuvo presente sin convertirse en una presencia. Cuando se acercaba el momento del parto, cambió completamente. Nos animó a que realizáramos preguntas, nos respondió de manera clara sin ser normativa y fue muy honrada sobre el proceso de embarazo y parto. Sus conocimientos sobre las estructuras hospitalarias y sobre las comadronas eran extraordinarios.

NIGEL

Para mí, la frase de Nigel «estuvo presente sin convertirse en una presencia» describe perfectamente el papel de la *doula*. A veces, los hombres piensan que tener una *doula* les usurpará su rol o evitará la privacidad y la intimidad que las parejas esperan tener durante el nacimiento de su hijo. La *doula* ayuda en el papel que la pareja le quiera dar. Ella les permite escoger si su espacio ha de ser cercano o lejano. Ella ayuda, anima y los cuida, les proporciona la información que necesitan, les presenta varias opciones y los guía en un viaje de descubrimiento de quién son ellos realmente y cuáles son las mejores elecciones para ellos y sus bebés.

Concebir, gestar a un bebé y parirlo es el mayor acontecimiento de la vida. Te cambia como persona. Tu crecimiento personal será extraordinario.

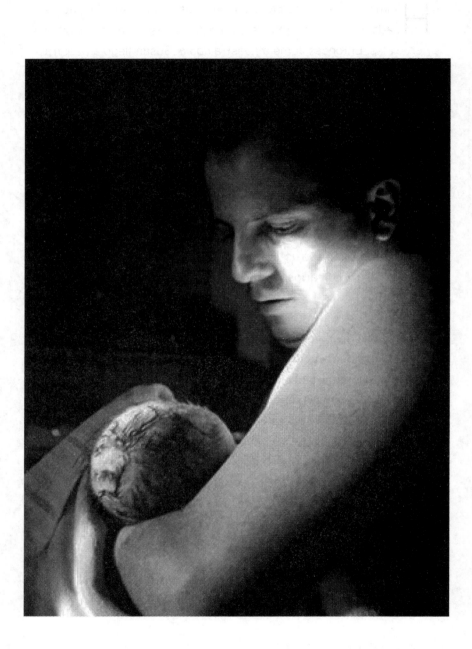

CAPÍTULO 7

Ayuda durante el embarazo

Durante el embarazo, es vital que tu cuerpo funcione de la mejor manera posible, no sólo por tu propia salud, sino también para proporcionar el mejor entorno de crianza para el bebé que se está desarrollando. Las siguientes prácticas son en particular útiles para asegurarte de que tu cuerpo esté en las mejores condiciones durante el embarazo, y de que estás preparada a nivel emocional, mental y físico para el trabajo de parto, así como para el parto propiamente dicho.

QUIROPRÁCTICA

La quiropráctica es una ciencia clínica basada en las leyes de la biología que afirma que nacer con las cosas vivientes es la habilidad de estar sano. La quiropráctica se vale del hecho fisiológico de que el sistema nervioso (cerebro, médula espinal, nervios periféricos y los órganos de los sentidos) controla y coordina todos los otros sistemas, órganos y estructuras en el organismo, y relaciona a la persona con el entorno. Eliminar las interferencias de este sistema de control permite al cuerpo curarse por sí mismo y proporcionar unas óptimas condiciones de vida y salud.

Cuando ocurren interferencias en las señales que recorren los nervios, algunas partes del organismo no reciben los mensajes nerviosos de manera adecuada, y no serán capaces de funcionar al cien por cien de su capacidad innata. En otras palabras, algunas partes del cuerpo no trabajarán correctamente.

En quiropráctica, este estado se llama «complejo de subluxación vertebral», o simplemente «subluxación». Por este motivo tiene sentido que te asegures de que tu cuerpo recibe la mejor nutrición posible y los suministros de sangre adecuados durante el embarazo.

Los quiroprácticos se especializan en localizar subluxaciones para reducirlas o eliminarlas. Se trata de los únicos profesionales que realizan estudios y formación universitaria de cinco años para adquirir experiencia en corregir correctamente las subluxaciones. La quiropráctica es segura, suave y no necesita fármacos. Es ideal para las mujeres embarazadas, y se puede realizar durante todo el embarazo, pero, sobre todo, antes de la concepción para asegurar una salud óptima del sistema nervioso.

Eva disfrutó de los cuidados quiroprácticos durante años, como parte de su modo de vida sano. Cuando se quedó embarazada, de manera natural continuó con esta práctica. Tuvo dos tranquilos partos en el agua, y seis días después, ya pudo realizar sencillos ejercicios.

Sally empezó el tratamiento quiropráctico a las 18 semanas de gestación debido a grandes dolores localizados en la sínfisis del pubis. No podía andar cómodamente ni realizar ningún ejercicio. Tenía un niño pequeño del que cuidar, y cada vez le resultaba más difícil. Después de seis semanas de tratamiento quiropráctico, ya pudo moverse con más libertad y volver a realizar ejercicio, y su sueño mejoró considerablemente. Durante el tercer trimestre de embarazo, Sally no tenía casi molestias y ya estaba deseando que el bebé naciera. Continuó con las sesiones de quiropráctica para asegurarse de que tenía las vértebras bien alineadas y que el sistema nervioso le funcionaba bien para el día del parto, e incluso después de él.

JULIE, QUIROPRÁCTICA
Y COMADRONA

Las hormonas que se segregan durante el embarazo, sobre todo la progesterona, los estrógenos y la relaxina, causan flaccidez de los ligamentos y alteraciones en los tejidos conectivos, para incrementar la movilidad de las articulaciones. Estos cambios hormonales y biomecánicos alteran tus estructuras y funciones normales.

Aproximadamente un 60-70 % de las mujeres embarazadas tienen dolor de espalda durante la gestación (Diakow *et al.*, 1991), debido al incremento de peso del útero, que hace que cambie el centro de gravedad, tensando áreas que no están acostumbradas a este peso añadido. Esto puede producir dolor en la espalda y en el sacroilíaco, y también cefalea, ya que el cuerpo intenta compensar el desequilibrio llevando los hombros hacia atrás y la cabeza hacia delante (lordosis lumbar o incremento de la curva en la parte baja de la espalda).

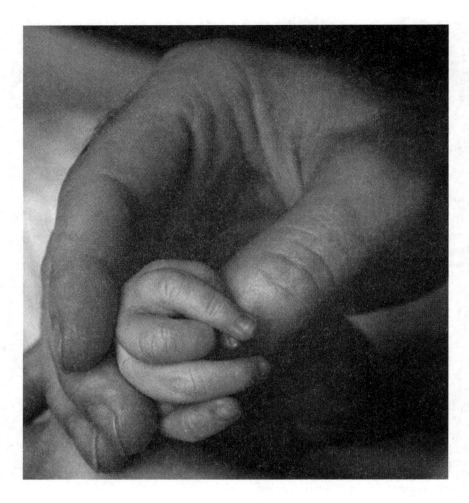

Michelle, en su segundo embarazo, tenía fuertes dolores en la parte baja de la espalda a las 28 semanas de embarazo cuando empezó con el tratamiento quiropráctico. En unas cuatro semanas el dolor había desaparecido. Su primer parto acabó en una cesárea, ya que el bebé venía de nalgas. Michelle había asumido que sería necesaria otra cesárea, pero se sintió cómoda e interesada en las opciones de las que estuvimos hablando. Contrató a una *doula* y empezaron a centrarse en un parto normal. Ella se sintió fortalecida por su maravilloso parto natural.

Los ajustes de la pelvis, en especial en la región sacroilíaca, para eliminar cualquier restricción, puede proporcionar un paso más sencillo a través del canal de parto y permitir al bebé colocarse en una posición óptima en preparación para el parto. El tiempo del trabajo de parto y el grado de dolor parece que se reducen en las mujeres que han tenido algún tipo de cuidado quiropráctico. Como Julie, la comadrona y quiropráctica afirma: «Los quiroprácticos no arreglan nada, ellos sólo actúan como los conductos de las extraordinarias habilidades del cuerpo para curarse a sí mismo».

Amanda leyó que las sesiones de quiropráctica eran beneficiosas para el embarazo, el trabajo de parto y el parto. Sufrió varios episodios de dolor de espalda y quería que le controlaran la columna, para asegurarse de que tenía la mejor posición posible para el parto. En el examen, la columna de Amanda estaba subluxada. Tuvo frecuentes tratamientos quiroprácticos hasta el día anterior al parto. Amanda tuvo un hermoso parto normal de seis horas. Ella dice que las dos decisiones más importantes que tomó fueron tener un quiropráctico y una *doula*.

ACUPUNTURA

Ngaio, una acupuntora y herborista chica, afirma:

Muchas mujeres se benefician del uso de la medicina herbal china y la acupuntura durante el embarazo. La acupuntura es una maravillosa modalidad de curación, y es una alternativa sana y eficaz a tomar fármacos occidentales durante el embarazo. La acupuntura puede reducir algunos de los síntomas más comunes, como las náuseas matutinas, el miedo y la ansiedad, el insomnio, la congestión nasal, la cefalea, el dolor de espalda y la ciática, el cansancio emocional y físico, la preparación para el parto, la inducción del parto, la facilitación del parto y los nproblemas de lactancia, incluida la mastitis.

Para la presentación de nalgas, normalmente sólo se necesita una sesión de acupuntura, junto con sesiones diarias de moxibustión, que tu acupuntor te enseñará a aplicar en casa. Los índices de éxito de que el bebé que venía de nalgas se diera la vuelta eran del 70-75 % (Cardini&Weixin, 1998).

Sesiones semanales de preparación al parto hacia las 36 semanas ayudan a facilitar un parto más eficiente. No se trata de tratamientos de inducción del parto, sino que preparan a tu cuerpo ayudando a balancear la pelvis, y animando al bebé a que se coloque en la mejor posición, eliminando cualquier bloqueo y haciendo madurar el cérvix. Asimismo, es el momento de aprender técnicas acupresivas para el uso diario en casa. La acupresión te prepara para el trabajo de parto, de manera que cuando empiece, estos puntos/técnicas ya te resultarán muy familiares.

La acupuntura utilizada para la inducción de un bebé posfechado funciona mejor cuando tu cuerpo está maduro, y el bebe está listo para salir, y además colocado en la posición correcta. Es más adecuado en las mujeres que han realizado sesiones de acupuntura desde las 36 semanas. No dejes para el último momento llamar a tu acupuntor. Normalmente lleva unas 36 horas ponerse de parto después de las sesiones de acupuntura, siempre y cuando tu cuerpo esté preparado.

La acupuntura también puede utilizarse para tratar la mastitis. Acude a tu acupuntor cuando adviertas los primeros síntomas, normalmente una zona enrojecida. Puedes evitar tomar antibióticos si lo detectas a tiempo y empiezas de inmediato las sesiones de acupuntura.

Mónica y su pareja estaban intentando concebir a su segundo hijo. Tuvieron un aborto tres meses antes de visitar al acupuntor. Éste le trató su desequilibrio hormonal con acupuntura y con hierbas tonificantes. La siguiente vez que Mónica le vio, ya estaba embarazada de 36 semanas y le dijo: ¡Funcionó! Volvió al acupuntor para empezar

*un tratamiento semanal para la preparación al parto. En la semana
39, el bebé estaba en posición posterior, y Mónica empezó sesiones
regulares de acupuntura y moxibustión diaria, que realizaba ella misma en casa. Mónica tuvo un bonito parto HypnoBirthing en el agua
y está muy agradecida por el modo en que la acupuntura la ayudó.*

YOGA PRENATAL

Existen diferentes tipos de yoga. Compara precios y encuentra a un profesor de yoga que esté especializado en yoga prenatal. Si no lo has practicado antes, es muy importante que comentes con tu profesor de yoga
qué es lo más apropiado para tu nivel de entrenamiento y de embarazo.

Los beneficios de practicar yoga prenatal incluyen:

» Flexibilidad y elasticidad en el cuerpo y en la mente.
» Alivio del estrés diario, que hará más agradable el entorno para tu
  bebé.
» Incremento de la fuerza muscular.
» Habilidad de utilizar el poder de los músculos del suelo pélvico.
» Tonificación y puesta a punto de tu cuerpo para realizar sus funcio-
  nes naturales en armonía.
» Capacidad de silenciar la mente y encontrar una calma profunda.
» Familiaridad con las posiciones de parto y con los sonidos de tu
  respiración, profundizando en los vínculos entre tú y tu bebé.
» Apoyo emocional y físico para ti y para tu bebé.

Melanie, especialista en masaje prenatal, profesora de yoga prenatal y *doula*
afirma:

*Hay muchas capas desde el embarazo hasta el nacimiento. Tomar-
se tiempo para abrir tu cuerpo emocional y físicamente con masajes,
yoga y meditación puede ser la herramienta perfecta para explorar los
sentimientos sobre tu propio nacimiento, las historias familiares de nacimientos y tu propio embarazo e inminente parto. Muchas mujeres se
pierden por completo el poder de tener una estimulante experiencia de
parto tan sólo porque no tienen el conocimiento de que el parto puede
ser agradable, transformador, y que te abre el corazón. A las mujeres
se les ha robado sus derechos de parto. Con un masaje a medida, yoga
y meditación en tu historia única, podrás profundizar en tu conexión
con tu feminidad, tu poder interior, tu autoestima y expresión. Éstas
son las herramientas que utilizas cuando escoges un parto consciente,
conectando con tu mujer interior, y transformando tu entendimiento
de qué significa para ti dar a luz a tu manera. Es una mujer con mucho valor quien escoge cambiar los patrones inconscientes en su vida
y realizar un impacto positivo y poderoso en la impronta que deja en
ella misma, en su pareja y en el recién nacido.*

MASAJE PARA EMBARAZADAS

Muchas mujeres embarazadas se dan cuenta con rapidez de las importantes demandas del embarazo y cuán esencial es cuidarse en esos momentos. Los masajes regulares realizados por un masajista prenatal formado te ayudarán a crear una conexión más profunda con tu bebé. La
relajación profunda te permitirá abrir tu mente y empezar a sentir lo que
tu cuerpo te está comunicando. Puedes utilizar este tiempo para notar los
cambios en tu cuerpo semana tras semana, y para visualizar y conectar
con tu bebé en un lugar tranquilo.

El masaje durante el embarazo no sólo alivia las tensiones y el malestar
causados por el peso extra y el desplazamiento del centro de gravedad,
sino que también reduce la hinchazón, calma el sistema nervioso, reduce
el cansancio y mejora la energía.

El masaje:

» Alivia el dolor de los músculos y las articulaciones necesarios para soportar el peso extra.

» Incrementa la flexibilidad, haciendo que tu cuerpo se adecue con más facilidad al peso adicional.

» Alivia el estreñimiento, la distensión y la acidez, ya que la relajación general facilita el movimiento de los intestinos.

» Reduce la acumulación de líquidos, al transportarlos al sistema circulatorio, donde pueden ser eliminados.

» Alivia las cefaleas causadas por la tensión, el estreñimiento o la acumulación de los productos de desecho metabólicos.

» Puede reducir el progreso de las varices, ya que al mejorar la circulación, disminuye la presión en las venas dilatadas.

El masaje es una maravillosa manera de relajarse, de aumentar tu energía y aliviar las molestias durante el embarazo.

El cariñoso toque del masaje puede ayudarte a experimentar los cambios de tu cuerpo de una manera positiva, aceptándolo. El masaje también proporciona un cuidado especial a la mujer ocupada, un tiempo inestimable, y crea conciencia del cuerpo, de manera que puedes reconocer las tensiones que aparecen durante el día y liberarlas de manera consciente.

Melanie, masajista, profesora de yoga y *doula*, conoció a Sam en sus clases de yoga. Melanie dijo: «Sam ha practicado mucho, y a medida que su embarazo iba avanzando hablamos más y más. Ella empezó a someterse a masajes prenatales y también me pidió que fuera su *doula*. Durante las sesiones de masaje, Sam me habló de su embarazo, de las diferentes opciones de parto, de sus sentimientos hacia su pareja y cómo su relación estaba cambiando. Cada vez teníamos más confianza y honestidad la una con la otra, algo que aumentó y se fortaleció durante su último tri-

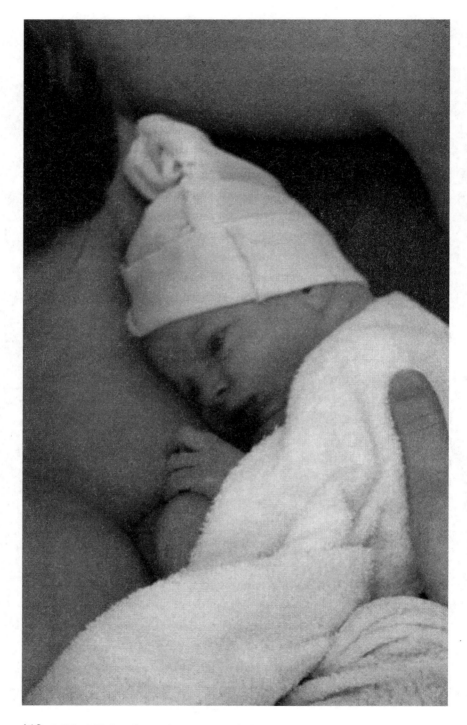

DOULAS. Toda embarazada merece una *doula*

mestre. Sam y su pareja realizaron las sesiones de HypnoBirthing, y les pareció muy tranquilizador.

Sam estuvo una semana entera con contracciones. Lo que más me gustó fue que Sam se lo tomó con mucha calma. Continuó con sus rutinas diarias, y con mucha tranquilidad aceptó los cambios de su cuerpo y el modo en que su organismo se estaba preparando para el nacimiento. Lo atribuyo a su profundo conocimiento de su cuerpo y a la práctica del yoga, la manera en que se cuidó con los masajes prenatales y su formación en HypnoBirthing.

La pareja de Sam me llamó unos cuatro días antes de la fecha prevista para el parto. Habían estado en trabajo de parto en casa pero ahora querían ir conmigo a un hospital privado, en el que había decidido tener a su hijo. Cuando llegué, inmediatamente me puse al lado de Sam y le di la mano. No me dejó hasta que tuvo al bebé en sus manos. La pareja de Sam me ayudó con la hidratación y a la hora de hacer de la habitación un lugar agradable. Ella estaba concentrada en la respiración. Colocó la cabeza sobre su brazo mientras me agarraba de la mano y respiraba. Siguió así, inalterada, durante ocho horas. El tiempo transcurrió con gran rapidez.

La concentración de Sam era absoluta. Fui testigo de una atención basada por completo en la respiración mientras era la *doula* de Sam. Después de probar cuatro posiciones diferentes, Sam finalmente encontró una que le resultaba cómoda, a cuatro patas y apoyándose en una barra. Sam dio a luz a un hermoso bebé diez horas después de llegar al hospital.

A pesar de las urgencias de los hospitales, del modelo médico de ayuda y del hecho de incluirla en un grupo de alto riesgo tan sólo por tener más de 35 años, sin tener en cuenta la buena salud de la madre, Sam demostró una absoluta fe y compromiso con su decisión de parto. Confió en el poder de apoyarse en ella misma, puso en marcha mecanismos de ayuda que resultaron útiles y confió completa y decididamente en su cuerpo y en su bebé».

NATUROPATÍA

«El tiempo más importante de la vida de tu hijo es cuatro meses antes de la concepción». Ésta es la primera cosa que las mujeres ven cuando llegan a la consulta de Jane, una naturópata. Ella afirma: «En realidad creo que si preparas tu cuerpo antes de la concepción puedes crear el entorno que conduce a tener niños más sanos, más inteligentes y emocionalmente más seguros». Cuatro meses es el tiempo que se necesita para producir esperma y también para que madure el óvulo. Es un momento ideal para mejorar tu salud y la de tu bebé.

A una cliente de Jane le diagnosticaron el síndrome de ovarios poliquísticos, y sus posibilidades de concebir de manera natural eran bastante escasas. Después de un programa preconcepcional de cuatro meses se quedó embarazada con facilidad y tuvo un hermoso bebé. Cuatro años después dio a luz a dos gemelas.

Janette Roberts, coautora de *El camino natural para un embarazo mejor*, afirma: «Si las parejas emplearan tanto tiempo y dinero preparándose para concebir un bebé sano de la misma manera que se prepararon para su boda, tendríamos un país lleno de niños sanos y robustos».

Si estás leyendo esto y ya estás embarazada, no te preocupes. Nunca es demasiado tarde para hacer cambios saludables. El equilibrio físico, mental y emocional durante el embarazo puede conducir a un trabajo de parto más fácil y mejorar la vinculación afectiva con tu bebé, así como asegurar un inicio de vida saludable para el pequeño.

Lo más importante que debes recordar es lo siguiente: el embarazo no es una enfermedad. Es un maravilloso ciclo natural de crecimiento y cambios que puede no presentar síntomas. He visto a muchas mujeres que han tenido fantásticos embarazos con poco miedo, e incluso sin miedo y sin los «efectos secundarios» a los que muchas veces hacemos referencia.

Muchas mujeres buscan terapias naturales para los molestos síntomas del embarazo, por ejemplo, el mareo matutino, la acidez, el reflujo, el estreñimiento, el asma, la presión alta, las palpitaciones, las varices, las hemorroides, las piernas inquietas, las infecciones urinarias, la candidiasis, los herpes, el estreptococo B, las estrías, el acné, los antojos, los desequilibrios del azúcar, la diabetes gestacional... ¡sólo por nombrar algunos!

Las terapias naturales pueden aliviar todos estos síntomas pero, de manera importante, la filosofía existente detrás de las terapias naturales es tratar a cada persona de manera individual, para recuperar el equilibrio del organismo para que él mismo pueda curarse.

Más importante aún, las terapias naturales pueden restablecer el equilibrio del cuerpo antes de la concepción, proporcionándote mejores opciones para evitar todo lo que hemos descrito u otras complicaciones.

Muchos test y procedimientos ofrecidos durante el embarazo pueden ser innecesarios o se podrían evitar. El uso de terapias naturales puede reducir la necesidad de antibióticos innecesarios y otras intervenciones médicas.

Jane recuerda a una paciente que acudió a su consulta porque tuvo diabetes gestacional durante su primer embarazo y estaba inyectándose insulina. Ahora estaba embarazada de 26 semanas de su segundo bebé, y el nivel de azúcar en sangre había empezado a aumentar. Su médico le dijo que tendría que empezar a ponerse inyecciones de insulina la siguiente semana si los niveles de azúcar no descendían.

Después de darle algunos consejos nutricionales y de utilizar suplementos nutricionales y herbales, sólo fue necesaria una dosis de insulina al día en lugar de las tres que precisó durante su primer embarazo. Si hubiera empezado con los suplementos nutricionales desde el principio, posiblemente esto se podría haber evitado.

¿Por qué acudir a un naturópata durante el embarazo?

» Para asegurarse de que el embarazo llega a buen término. Los naturópatas dan consejos sobre nutrición, con especial énfasis en los cambios energéticos necesarios para el crecimiento de tu bebé en cada etapa de desarrollo.

» Para asegurarte de tener un parto breve, sin complicaciones. Se utilizan infusiones herbales y esencias florales como apoyo durante el trabajo de parto y el parto natural de la placenta, para prevenir desgarros y para ayudar a la recuperación posnatal.

» Para asegurarse una lactancia y un apego con éxito. Una nutrición adecuada y el nacimiento sin intervención ayudan a la producción de hormonas naturales, que son importantes para la lactancia y el apego. Los suplementos también pueden prevenir grietas en los pezones y la mastitis.

» Para tener un bebé sano y feliz. Un bebé que ha recibido una buena nutrición de su madre y que ha vivido un embarazo y un parto tranquilo y relajado tendrá un muy buen comienzo de vida.

Empezamos con el programa preconcepcional a principios del año 2009. Habíamos estado recibiendo asesoramiento naturópata durante tres años antes de concebir a nuestro primer hijo, y los dos estábamos en forma y saludables, pero quisimos asegurarnos de ofrecer a nuestro bebé el mejor inicio de vida ya desde la concepción. Jane nos guió de manera que pudiéramos mejorar nuestro entorno externo y nos embarcáramos en un tratamiento de vitaminas preconcepcionales para el organismo. Me quedé embarazada en tan sólo tres ciclos.

Experimenté un embarazo mágico. No tuve náuseas, cansancio, aversiones a ciertas comidas o antojos. Pude continuar corriendo cinco días a la semana hasta la semana 30. Continué trabajando hasta las 38 semanas. Nuestro maravilloso bebé, de 4,1 kilos, nació en casa a las 39 semanas. Ella es divina, intensa y encantadora. Puedo decir con toda seguridad que la razón por la que me sentí tan fuerte y bien durante la concepción de nuestra hija, el embarazo y el nacimiento es por la combinación de las infusiones preconcepcionales, la acupuntura, las curas energéticas, el positivismo y la meditación. Mi fácil y rápida concepción, mi dichoso embarazo y nuestra maravillosa hija son las pruebas de nuestra experimentada y maravillosa terapeuta Jane. Muchas gracias.

KERYN

Jane siguió su consejo y, como resultado, dio a luz a su hijo Thomas en una bañera de parto en su casa, en un ambiente calmado, natural y completamente seguro. El período de lactancia materna/amamantamiento duró hasta que el niño tuvo dos años.

LA CONEXIÓN CUERPO-MENTE

Confía en el poder de la conexión cuerpo-mente. Muchas personas piensan en su cuerpo y su mente como entes separados el uno del otro. Muy pronto en nuestras vidas recibimos mensajes constantes que nos enseñan que nuestros pensamientos y sensaciones son irrelevantes para saber cómo funciona nuestro organismo. Muchas mujeres buscan información y educación durante el embarazo que las ayude a estar «bajo control». No queremos decir estar conscientes controlando nuestro parto. Nosotros no «tenemos el control» de cómo laten nuestros corazones, de nuestra respiración, de cómo funcionan nuestros riñones, ni tampoco tenemos ningún control del desarrollo de nuestro bebé en el útero. Es nuestra mente subconsciente la que regula todas estas funciones. Lo que es importante es ser feliz y estar sana tanto en el cuerpo como en la mente, para que tu cuerpo pueda realizar el trabajo de dar a luz de manera natural.

Hemos visto el miedo y cómo puede afectar al trabajo de parto y al parto propiamente dicho. Cuando una mujer tiene miedo, contrae su cuerpo y tiene mucha tensión física, que causa dolor. Puede desencade-nar un ciclo en el que aumente el miedo, que conducirá a un incremento del dolor.

Los pensamientos y las sensaciones afectan en gran medida al embara-zo, al trabajo de parto y al parto, creando respuestas físicas en tu organismo.

Dar a luz es fácil. No escuches a nadie que te diga lo contrario. Ellos no dudan en contarte su propia experiencia o la de un amigo. Rodéate del apoyo necesario, de cuidados y formación. Conecta con tu bebé. Es una experiencia tan maravillosa conocer a tu bebé desde dentro, que cuando esté listo para nacer, desearás conectar también con él desde el exterior.

El trabajo más importante que hacemos como mujeres es crecer, dar a luz y criar a nuestros hijos. Te cambiará a muchos niveles y te proporcio-nará fuerza en cada aspecto de la vida. Sé que escoger a la *doula* adecuada te ayudará a lograr tus objetivos en el parto.

BIBLIOGRAFÍA

BALASKAS, J., *Active Birth: The New Approach to Giving Birth Naturally*, The Harvard Common Press, Boston, Massachusetts, 1992.

CAMPBELL, D. A.; LAKE, M. F.; FALK, M. y BACKSTRAND, J. R. (julio, 2006), «A randomized controlled trial of continuous support in labour by a lady doula», *Journal of Obstetrics, Gynecologic and Neonatal Nursing*, vol. 35, n.° 4, págs. 456-464.

CARDINI, F. MD y WEIXIN, H. MD (1998), «Moxibustion for correction of breech presentation: a randomized controlled trial», *JAMA: Journal of the American Medical Association*, vol. 280, n.° 18, págs. 1580-1584.

DE JONGE, A.; VAN DER GOES, B. Y; RAVELLI, A. C. J.; AMMELINK-VERBURG, M. P.; MOL, B. W.; NIJHUIS, J. G.; BENNEBROEK GRAVENHORST, J. y BUITENDIJK, S. E. (agosto, 2009), «Perinatal mortality and morbidity in a nationwide cohort of 529 688 low-risk planned home and hospital births», *BJOG: An International Journal of Obstetrics & Gynaecology*, vol. 116, n.° 9, págs. 1177-1184.

DEVRIES, R., *A Pleasing Birth: Midwives and Maternity Care in the Netherlands*. Temple University Press, Filadelfia, Pensilvania, 2005.

—: (2001) «Midwifery in The Netherlands: vestige or vanguard?», *Medical Anthropology*, vol. 20, págs. 277-311

DIAKOW, P. R. P.; GADSBY, T. A.; GADSBY, J. B.; GLEDIIE, J. G.; LEPRECH, D. J. y SCALES, A. M. (febrero, 1991), «Back pain during pregnancy and labour», *Journal of Manipulative and Physiological Therapeutics*, vol. 14, n.º 2, págs. 116-118.

DICK-READ, G., *Childbirth Without Fear: The Principles and Practice of Natural Childbirth*, Pinter & Martin, Londres, 2005.

GOEDKOOP, V. (junio, 2009): «Side by side – a survey of doula care in the UK in 2008», *MIDIRS Midwifery Digest*, vol. 19, n.º 2, págs. 217-218.

HODNETT, E. D.; GATES, S.; HOFMEYR, G. J. y SAKALA, C. (2007), «Continuous support for women during childbirth», *Coachrane Database of Sysematic Reviews*, n.º 2.

KLAUS, M. H.; KENNELL, J. H. y KLAUS, P. H., *Mothering the Mother: How a Doula Can Help You Have a Shorter, Easier, and Healthier Birth*, Perseus, Cambridge, Massachusetts, 1993.

KLAUS, M.H.; KENNELL, J. H.; ROBERTSON, S. S. y SOSA, R. (6 de septiembre, 1986): «Effects of social support during parturition on maternal and infant morbidity», *British Medical Journal (Clinical Research Edition)*, vol. 293, n.º 6547, págs. 585-587.

KENNELL, J. H.; KLAUS, M. H.; McGRATH, S. K.; ROBERTSON, S. y HINKLEY, C. (1991), «Continuous emotional support during labour in a US hospital: a randomized controlled trial», *JAMA: Journal of the American Medical Association*, vol. 265, págs. 2197-2291.

LAWS, P.; LI, Z. y SULLIVAN, E. A., *Australia Mothers and Babies 2008*, Perinatal Statistics Series, n.º 24, n.º catálogo PER 50, Australian Institute of Health and Welfare, Canberra, 2010.

LAZAREV, M. MD. *Sonatal. Infinite Potential, Inc.*, Bloomsbury Nueva Jersey, 1991.

LIPTON, B. H. Dr., *La biología de la creencia: la liberación del poder de la conciencia, la materia y los milagros*, Madrid, Ediciones Palmyra, 2010.

MacDORMAN, M.; MENACKER, F. y DECLERCQ, E. (2010), «Trends and characteristics of home and other out-of-hospital births in the United States, 1990-2006», *National Vital Statistics Reports*, vol. 58, n.º 11, págs. 1-14, 16.

NAISH, F. y ROBERTS, J., *El camino natural para un embarazo mejor*, Barcelona, Ediciones Medici, 2002.

ODENT, M. (1998), «Don't manage the third stage of labour!», *Practising Midwife*, vol. 1, n.° 9, págs. 31-33.

—: *The Scientification of Love*, Free Association Books Ltd, Londres, 1999.

OFFICE FOR NATIONAL STATISTICS (febrero, 2010), *Birth Statistics: review of the National Statistician on Births and Patters of Family Building in England and Wales, 2008*. Serial FM1, n.° 37. www.statistics.gov.uk/downloads/theme_population/FM1-37/FM1_37_2008.pdf, acceso el 27 de mayo, 2011.

PEARCE, J. C., *Evolution's End: Claiming the Potential of Our Intelligence*, Harper, San Francisco, California, 1992.

RAPHAEL, D., *The Tender Gift: Breastfeeding*, Prentice Hall, 1973.

SCOTT, K. D.; BERKOWITZ, G.; KLAUS, M. A. (1999), «Comparison of intermittent and continuous support during labour: A meta analysis», *American Journal of Obstetrics and Gynaecology*, vol. 180, págs. 1054-1059.

SUFANG, G.; PADMADAS, S. S.; FENGMIN, Z.; BROWN, J. J y STONES, R. W. (2007), «Delivery settings and caesarean section rates in China», *Bulletin of the World Health Organization*, vol. 85, n.° 10, págs. 755-762.

TRACY, S. K. y HARTZ, D., *The Quality Review of Ryde Midwifery Group Practice, September 2004 to October 2005*. Final Report, Sidney Norte y Central Coast Health, Nueva Gales del Sur, 2006.

VERNY, T., KELLY, J., *La vida secreta del niño antes de nacer*, Barcelona, Ediciones Urano, 2009.

VERNY, T., *Psychology of Birth*. Producido en 2001, distribuido por STAR Foundation.

WIEGERS, T. A.; ZEE, J.; VAN DER KEIRSE, M. J. N. C. (1998): «Maternity care in The Netherlands: The changing homebirth rate», *Birth*, vol. 25, págs. 190-197.

WORLD HEALTH ORGANIZATION (1985), «Appropriate technology for birth», *Lancet*, vol. 2, págs. 436-437.

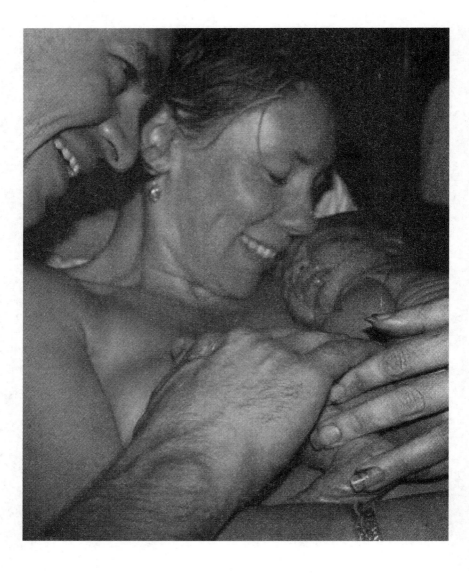

ÍNDICE